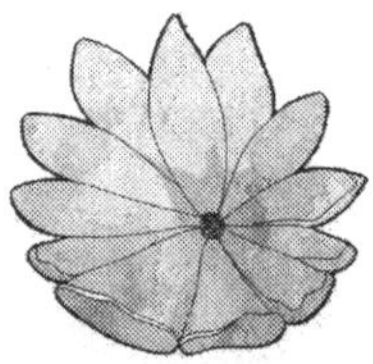

Melanie Müller & Mischa Miltenberger

Antidepressiva absetzen

Dein Wegbegleiter mit unseren Erfahrungen und wertvollsten Tipps

Selbstverlag:
Mischa Miltenberger
Trienter Straße 24
87437 Kempten

Umschlag: Julia Faßhauer, Graviech
Satz: Wolfgang Schwindt
Druck: Amazon Europe, Luxemburg

ISBN: 978-1540314864

Rechtliche Hinweise

Die Informationen in diesem Buch bestehen aus individuellen Erfahrungsberichten, Expertentipps und weiterführenden Literaturempfehlungen. Sie dienen der Aufklärung, können aber keine Behandlung durch Ärzte, Psychotherapeuten oder Psychologen ersetzen. Psychopharmaka sollten grundsätzlich niemals abrupt und ohne ärztlichen Rat abgesetzt werden!

Eine Vielzahl von individuellen Faktoren, wie zum Beispiel körperlicher und psychischer Zustand, aktuelle Lebensverhältnisse in Familie, Beruf etc., haben einen entscheidenden Einfluss auf den Verlauf des Absetzprozesses. Deshalb können die Erfahrungen und Aussagen der beiden Autoren nicht als Empfehlungen, die für alle Leser im gleichen Maße geeignet sind, betrachtet werden.

Vor dem Absetzen von Psychopharmaka ist eine sorgfältige Prüfung der eigenen Lebenssituation und ein Hinzuziehen des behandelnden Arztes oder Therapeuten zu empfehlen. Wenn in der Phase des Absetzprozesses konkrete medizinische Hilfe benötigt wird, ist die Konsultation eines Arztes unumgänglich.

Die Autoren übernehmen keine Verantwortung für die Folgen oder unerwünschten Wirkungen beim oder nach dem Absetzen von Psychopharmaka.

Inhalt

Vorwort

Dürfen wir ein Buch mit dem Titel „Antidepressiva absetzen“ schreiben? Ist das Thema nicht viel zu heikel, ja geradezu gefährlich? Setzen wir damit ein Signal an Betroffene, ihre Psychopharmaka nicht mehr zu nehmen – mit allen unabsehbaren Folgen? Bekommen wir nun mächtig Gegenwind von Psychiatern, Hausärzten, Patienten und Angehörigen?

Diese und viele andere Fragen haben wir uns immer und immer wieder gestellt. Um letztlich zu einer klaren Antwort zu kommen: Ja, wir dürfen das. Besser gesagt: Wir fühlen uns sogar dazu verpflichtet. Aus dem einfachen Grund, dass es unglaublich viele Menschen gibt, die bei diesem Thema dringend auf Hilfe angewiesen sind und sie viel zu selten bekommen.

Das ist keine Mutmaßung, sondern ein Fakt.

Seit dem Artikel „Antidepressiva absetzen, oder: Wie ich gelernt habe, mein Zwischentief zu akzeptieren“ auf meinem Blog *Adios Angst – Bonjour Leben* habe ich (Mischa) Hunderte von E-Mails bekommen. Aus vielen spricht die pure Verzweiflung. Die Betroffenen fühlen sich in dem Wunsch, keine Antidepressiva mehr einnehmen zu müssen, allein gelassen. Ihnen fehlen Informationen und die wichtige Unterstützung bei dem schwierigen Vorhaben. Häufig treffen sie schlechte Entscheidungen und setzen die verordneten Medikamente abrupt ab, ohne sich der möglichen Folgen bewusst zu sein.

Die häufigsten Fragen sind: Wann darf oder kann ich überhaupt den Versuch starten, Psychopharmaka abzusetzen? Muss ich das mit meinem Arzt oder Therapeuten absprechen? Wie sieht ein vernünftiger Absetzplan aus? Welche Absetzsymptome kann es geben? Wie gehe ich mit der Angst vor ihnen um? Was mache ich, wenn die Absetzsymptome so stark sind, dass ich es nicht mehr auszuhalten glaube? Wie kann ich mich und mein Umfeld am besten auf das Absetzen vorbereiten? Wie lange dauert es, bis mein Körper von den Medikamenten entwöhnt ist?

Wir, die beiden Autoren dieses Buchs, waren selbst von dem Thema betroffen. Jeder auf sich allein gestellt, denn wir haben uns erst nach dem erfolgreichen Absetzen kennengelernt. Unabhängig voneinander haben wir im Buchhandel und im Internet vergeblich Antworten auf die brennenden Fragen gesucht. Liebend gerne hätten wir uns von positiven Beispielen bestärken und motivieren lassen, hätten uns Tipps und Ermutigung geholt. Doch beim Stöbern durch die einschlägigen Foren lasen wir fast ausschließlich von gescheiterten Versuchen, Angst und Verzweiflung.

Trotzdem haben wir uns irgendwann getraut, nach jahrelanger Einnahme die verordneten Antidepressiva abzusetzen. Ein mutiger Schritt, ein Stück weit auch Blindflug mit dem eigenen Körper. Doch jeder von uns wollte es unbedingt und fühlte sich stabil genug. Als wir uns beim Kennenlernen unsere Absetz-Geschichten erzählten, stellten wir eine große Gemeinsamkeit fest: Wir sind mit dem Thema Achtsamkeit durch frühere Therapien, Klinikaufenthalte und unsere persönliche Entwicklung sehr vertraut. Yoga, Meditation und Entspannungsübungen gehören für uns fest zum Tagesprogramm, um nicht wieder in Angstzustände und Depressionen abzurutschen. Wir sind überzeugt davon, dass diese Dinge – zusammen mit gesunder Ernährung, viel Ruhe und Geduld – wesentlich zum erfolgreichen Absetzen der Antidepressiva beigetragen haben. Deshalb nehmen diese Themen einen großen Raum in diesem Buch ein.

Wir haben einen ermutigenden Leitfaden geschaffen, der das Thema von vielen Seiten beleuchtet. Ein Werk, das ganz viel positive Hilfestellung liefert, die Leser an die Hand nimmt und sie durch die schwierige Zeit begleitet. Mit unseren eigenen Geschichten zeigen wir, dass es tatsächlich möglich ist, selbst nach vielen Jahren Antidepressiva erfolgreich abzusetzen. Zugleich sprechen wir die potenziellen Probleme offen an und zeigen Lösungen auf, die bei uns funktioniert haben. Wir haben das Buch geschrieben, das wir selbst gerne vor dem Absetzen von Antidepressiva gelesen hätten – nur gab es das nicht.

Das Buch dient dabei weder als medizinischer Ratgeber noch als Blaupause mit Erfolgsgarantie. Wir lassen Befürworter wie Kritiker der Antidepressiva-Verordnungen zu Wort kommen und zeigen damit ganz bewusst und ausgewogen verschiedene Aspekte dieses brisanten Themas auf.

Denn nichts läge uns ferner, als mit diesem Buch zu polarisieren. Niemand soll Schuldgefühle haben, weil er Antidepressiva nimmt oder sich unter Druck gesetzt fühlen, diese abzusetzen. Jeder darf bei diesem Thema seinen eigenen Weg finden. Wir wollen niemanden bekehren und schon gar nicht zu unüberlegten Handlungen anstiften. Das Buch ist definitiv kein Aufruf zum Absetzen von Antidepressiva und ersetzt auch keine medizinischen Ratschläge von Ärzten und Therapeuten. Wir sehen es als zusätzliches Angebot.

Wer aus seinem ganz individuellen Grund heraus den Entschluss gefasst hat, Antidepressiva abzusetzen, dem bieten wir umfangreiche Informationen und Hilfestellung. Angehörigen von Betroffenen, die mit einem solchen Gedanken spielen, zeigen wir, dass dieses Unterfangen weder verrückt noch hoffnungslos ist. Und noch dazu, dass sie selbst sehr viel Positives zum Gelingen beitragen können. Vielleicht sind auch Leser dabei, für die das Thema gefühlt noch in weiter Ferne ist. Auch sie können sich hier einen guten Überblick verschaffen und sich durch unsere Tipps schon jetzt eine Basis für ein späteres Absetzen schaffen.

Wir haben dieses Buch geschrieben, weil wir selbst vor einem Jahr bzw. wenigen Monaten gerne ein solches zur Unterstützung gehabt hätten. All unser Herzblut und unsere Erfahrungen liegen hier drin, um betroffenen Menschen zu helfen. Niemand soll und darf sich bei diesem schwierigen Thema allein gelassen fühlen.

Wie gut uns das gelungen ist, entscheiden einzig und allein unsere Leser. Wir freuen uns jetzt schon auf das Feedback, um bei der nächsten Auflage noch gezielter auf die Wünsche und Bedürfnisse der Betroffenen eingehen zu können.

Wie schon vom Blog *Adios Angst – Bonjour Leben* gewohnt, duzen wir uns mit unseren Lesern und Gesprächspartnern. Wir mögen diese Art von Ansprache bei den sehr persönlichen Themen.

Wenn du also Lob, Kritik, Anregungen oder Verbesserungsvorschläge hast, schicke diese bitte per E-Mail an mail@antidepressiva-absetzen.com

Melanie Müller, Mischa Miltenberger, Oktober 2016

Kapitel 1

Erfolgreiches Absetzen: Melanies Weg

Es ist mitten in der Nacht und ich liege um die Kloschüssel gewickelt auf dem Boden der engen Toilette und weine. Jetzt bin ich wirklich am Tiefpunkt angekommen. Eben bin ich wach geworden und habe gemerkt, dass es gleich wieder soweit ist. Es ist nicht das bekannte Gefühl, bevor man sich übergeben muss, bei dem einem zunehmend übel wird – sondern es ist, als würde jemand unvermittelt mit Anlauf in meinen Bauch treten und zwei Minuten später schießt mein Mageninhalt mit einer solchen Wucht aus mir heraus, dass ich tatsächlich befürchte, gleich meine inneren Organe mit auszukotzen.

Mein Körper hat sich verselbstständigt, wir sind uns fremd geworden. Ich habe keinerlei Gespür mehr für ihn, keinerlei Kontrolle mehr, er macht, was er will und ich verstehe es nicht, sehe es nicht kommen. Obwohl ich es erbärmlich finde, hier am Boden herumzuliegen, kann ich nicht aufstehen, weil nun mein Kreislauf verrückt spielt und sich alles dreht. Also liege ich da, zittere, weine über meine jämmerliche, beschämende Situation und warte, bis ich dazu in der Lage bin, zurück ins Bett zu kriechen. Jetzt steigt wieder die Angst in mir hoch und über meinen Rücken läuft kalter Schweiß. Was, wenn so mein restliches Leben aussieht? Was ist, wenn ich nie wieder die Kontrolle darüber gewinne?

Heute weiß ich, dass mein Körper auf die Nebenwirkungen und Wechselwirkungen der Medikamente reagiert hat, die ich zum damaligen Zeitpunkt genommen habe. In kurzen Abständen hatte ich von meinem damaligen Psychiater verschiedene Antidepressiva, Neuroleptika und andere Medikamente (u.a. ein Antihistaminikum, weil das müde macht) bekommen. Meistens mehrere gleichzeitig. Da sich meine psychische und physische Verfassung immer weiter verschlechterten (immer dann, wenn ich dachte, am Tiefpunkt angekommen zu sein), wurde nach wenigen Wochen wieder der Plan geändert; neue Medikamente kamen dazu, alte wurden abrupt abgesetzt. Ein anderer Arzt bezeichnete diese Vorgehensweise später als „groben Behandlungsfehler“ und wunderte sich, dass ich niemals rechtliche Schritte eingeleitet habe. Damals dachte ich nicht im Traum daran, dass nicht ICH das Problem sein könnte.

Zurück zum Anfang

Mit Antidepressiva bin ich schon einige Jahre vor dem Tiefpunkt in Berührung gekommen. Seit meiner Pubertät bin ich immer wieder mit depressiven Episoden konfrontiert. Später kommt eine Angststörung dazu, was nicht ungewöhnlich ist. Lange Zeit versuche ich, „nur“ mit Psychotherapie damit klarzukommen. Ich bin Mitte Zwanzig, als mich meine Therapeutin doch überzeugt, einen Versuch mit Medikamenten zu wagen und mich zu einer befreundeten Psychiaterin schickt.

> ***„Aus Angst, es könnte mir ohne Medikamente noch schlechter gehen, wage ich es nicht mehr, ans Absetzen zu denken.“***

Ab diesem Zeitpunkt nehme ich morgens und abends zwei verschiedene Pillen. Eine soll mich aktivieren, die andere soll mir beim Schlafen helfen. Ich kann keine Wirkung feststellen, außer dass ich nun vermehrt zittere und schwitze. Von der Tablette am Morgen wird mir jeden Vormittag übel. Aus Angst, es könnte mir ohne Medikamente noch schlechter gehen, wage ich es nicht mehr, ans Absetzen zu denken. Manchmal mache ich doch halbherzige Versuche – aber fürchte mich so davor, noch tiefer abzurutschen, dass ich nach wenigen Tagen und beim ersten Anzeichen einer Stimmungsverschlechterung aufgebe.

Der erste Absetzversuch – kein Problem

Mit Ende 20 habe ich eine richtig gute Phase. Yoga hat einen festen Platz in meinem Leben und die Zeit, in der ich meine Diplomarbeit schreibe, tut mir richtig gut. Ich kann meinen Tag selbst strukturieren, bewege mich viel, finde einen Rhythmus, der zu mir passt und habe regelmäßig kleine Erfolgserlebnisse. Zum ersten Mal fühle ich mich stabil genug, um einen ernsthaften Absetzversuch zu wagen. Mit Hilfe meiner Therapeutin mache ich einen sinnvollen Plan. Ich schleiche die Medikamente in winzig kleinen Schritten über mehrere Monate aus. Da ich mich in dieser Zeit auch noch verliebe, reite ich auf einer Welle von Glückshormonen und das Absetzen klappt recht problemlos. Nur das Ein- und Durchschlafen fällt mir jetzt wieder sehr schwer. Aber ich nehme es gelassen hin.

> ***„Ich versuche immer noch, es allen immer recht zu machen."***

Leider ist das nicht das Happy End. Die Beziehung, die mir am Anfang die Energie verleiht, um den Antidepressiva Adieu zu sagen, tut mir am Ende nicht gut. Ich habe einen Job, der mich überfordert. Ich versuche immer noch, es allen recht zu machen und neben einem stressigen Alltag auch noch extrem viel Sport zu treiben. Aufgrund eines Umzugs fehlt mir mein soziales Umfeld. Weil es mir schlechter geht, bin ich nicht in der Lage, mich aus der dysfunktionalen Beziehung zu verabschieden. Und weil ich nicht gehen kann, wird mein Zustand immer schlechter. Meine Psyche reagiert umgehend auf die Umstände: Ich falle in ein tiefes Loch. Und falle, falle, falle.

Irgendwann bin ich nicht mehr in der Lage zu arbeiten, Menschen zu treffen, einkaufen zu gehen. Meine Tage werden dominiert von Angst und Scham. Ich spüre, dass ich mein Leben nicht mehr aushalte – habe aber nicht die Kraft, es zu verändern. Kurz nach meinem 31. Geburtstag kommt der Punkt, an dem ich nicht mehr weitermachen kann. Ich bitte einen Bekannten, mich in die Ambulanz der örtlichen Psychiatrie zu begleiten. Er hilft mir, der gestressten Ärztin zu vermitteln, dass es mir wirklich schlecht geht. Ich gehöre nämlich zu jener Sorte Mensch, der man „es" nicht ansieht. Die diensthabende Psychiaterin schiebt mir ein Päckchen Beruhigungsmittel über den Tisch und flüstert: „Nehmen Sie die und gehen Sie nach Hause. Hier werden Sie nicht gesund. Kommen Sie nächste Woche wieder für ein neues Rezept." Als ich vor dem Krankenhaus stehe, dreht sich alles: Ich habe einen Seeleninfarkt und dort, wo ich mir Rettung erhoffe, schickt man mich weg. Wo soll ich denn nun hin? Wieso hilft mir denn niemand?

Mein Tiefpunkt – viele Pillen und wenig echte Hilfe

Ich lande in einer Privatklinik. Mein Vater willigt ein, mir zwei Wochen dort zu finanzieren. Dort geht sie dann so richtig los – meine Medikamenten-Odyssee. Außer Tabletten bekomme ich kaum Hilfe. Nur zweimal die Woche gehe ich in Begleitung 15 Minuten spazieren. Sonst starre ich aus dem Fenster. Aus Verzweiflung gebe ich jeden Widerstand auf und schlucke alles, was der Arzt für richtig hält. Auch nach dem Klinikaufenthalt geht es monatelang so weiter. Drei Jahre später – ich bin bereits medikamentenfrei – halte ich einem anderen Psychiater, der mich überzeugen will, wieder Antidepressiva zu nehmen, die Liste der Präparate hin, die ich damals genommen habe und sage: „Bieten Sie mir etwas an, was ich noch nicht kenne! Überzeugen Sie mich!". Er muss passen, ich habe alles durch.

Außer Nebenwirkungen spüre ich nichts. Und die sind massiv. Irgendwann habe ich das Gefühl, ohne Haut zu sein. Ich zittere und schwitze nur noch. Schlafe wochenlang kaum und wenn, dann verfolgen mich Alpträume. Panik und Kopfschmerzen sind meine Dauerbegleiter. Ich liege stundenlang auf dem Boden, starre an die Decke und bitte sie, endlich einzustürzen. Ein Antidepressivum, das häufig verschrieben wird, führt bei mir dazu, dass mein Blutzucker bei der kleinsten Anstrengung absackt und mir furchtbar schwindlig wird. Ich komme von einem kurzen Spaziergang auf allen Vieren nach Hause.

Ab diesem Moment traue ich mich nicht mehr, irgendwohin zu gehen. Dann kommt das oben erwähnte Erbrechen dazu. Mein Körper ist ein Fremder geworden, ich habe jedes Vertrauen in ihn verloren. Hellt sich meine Stimmung doch einmal auf, wirft mich die unendliche Erschöpfung wieder nieder. Selbst wenn ich das Leben wieder in Angriff nehmen will, stellt sich mir eine unsichtbare Wand entgegen und mein Körper verwehrt mir seinen Dienst. Es ist, als würde ich mich durch Honig, nicht durch Luft bewegen. Alles ist so schwer, so anstrengend. Wenn ich zurückschaue auf mein früheres Leben, kann ich nicht glauben, dass mir das einmal möglich war: Studieren, Autofahren, mit Menschen reden, arbeiten, lachen.

Der Psychiater ist nicht zufrieden mit mir und schüttelt irgendwann resignierend den Kopf. Das Wort „therapieresistent" fällt und er sagt, dass ich nie ein normales Leben führen, allerdings immer Medikamente brauchen werde und wir uns um eine Rente bemühen sollten. Ich frage mich, ob es nicht verrückt ist, mit dieser Prognose weiterzuleben. Der Arzt empfiehlt mir diesmal ein Neuroleptikum, das meinen „Grübelzwang" abstellen soll. Tatsächlich wirkt es. Sobald ich es nehme, ist mein Kopf eine weiße Wolke. Ich kann nicht mehr grübeln. Aber denken kann ich auch nicht mehr. Mein Kreislauf fährt wieder Achterbahn und ich schaffe es morgens kaum aus dem Bett, weil sich alles bedrohlich dreht.

Endlich Hoffnung – jemand glaubt an mich

Ich weiß nicht, was mich in dieser Situation dazu befähigt, zum ersten Seminar der Yogatherapie-Ausbildung zu fahren, zu der ich mich im Vorjahr angemeldet hatte. Ich erinnere mich, dass ich zitternd dorthin gegangen bin, voller Angst, dass jemand merkt, wie es mir geht und ich es körperlich nicht durchhalte. Aber ich halte durch, lerne dort meinen wunderbaren Lehrer kennen – und alles verändert sich. Eine Woche lang erlebe ich einen Arzt und Therapeuten, der voller Mitgefühl und Zuversicht ist. Er erklärt uns Seminarteilnehmern eindringlich, dass alles im Körper *heilen will.*

> ***„Ich werde daran glauben, dass ich sehr viel mehr bin als eine Diagnose und kein Lehrbuch oder Arzt vorhersagen kann, was mir möglich ist."***

In mir bringt das eine Saite zum Klingen und ich beginne mich zu fragen, ob davon Seelenfrakturen wirklich ausgenommen sein sollen. Ohne meine Geschichte zu kennen, motiviert mich mein Lehrer immer wieder dazu, an mich zu glauben. Ich spüre, dass er es so meint. An einem Abend gehe ich draußen spazieren und mir fallen die üppig blühenden Blumen in einem Garten auf. Ich sehe und fühle die Lebenskraft, die durch sie hindurchfließt und plötzlich bin ich mir sicher, dass diese Kraft mich nicht ausschließt. Dass auch meine Seele heilen will. Dass das Leben nicht so grausam ist, mich in die Welt als hoffnungslosen Fall zu werfen.

Ich fahre nach Hause und habe drei Entscheidungen getroffen: Ich werde die Medikamente langsam absetzen. Ich werde daran glauben, dass ich sehr viel mehr bin als eine Diagnose und kein Lehrbuch oder Arzt vorhersagen kann, was mir möglich ist. Ich werde mir einen Arzt suchen, der mit mir daran glaubt, dass ich gesund werden kann und mich nicht aufgibt, nur weil er nicht weiter weiß.

Über Umwege zum Ziel – Absetzversuche und Rückschritte

Du denkst, das war jetzt das Happy End? Nun, I'm sorry, leider nicht. Rückblickend hat da mein Heilungsweg begonnen und ich habe damals tatsächlich die Medikamente abgesetzt. Ich habe mir sechs Monate Zeit dafür gelassen und alle möglichen Absetzsymptome, wie Schlafstörungen, Zuckungen etc., ertragen. Aber es war noch nicht das letzte Mal.

> ***„Manchmal ist eine Depression eine recht gesunde Reaktion auf ein krankes Umfeld."***

Ein dreiviertel Jahr danach habe ich mich noch einmal dazu überreden lassen, es mit Antidepressiva zu versuchen. Frag mich nicht, warum. Ich denke, wieder einmal war es die Angst, ich würde zu den Menschen gehören, von denen manche Ärzte behaupten, dass sie ohne Medikamente nicht leben können. Ich habe damals bereits erste Erfahrungen mit Werkzeugen gemacht, die mir über die Zeit wirklich geholfen haben – wie Meditation, Körperarbeit und das Kultivieren von Selbstmitgefühl. Aber es waren noch mehr Übung und Vertrauen nötig. Manche Gefühlswelle konnte ich noch nicht richtig surfen und hatte große Angst davor, wieder abzusaufen.

Ich habe noch einmal einen Menschen gebraucht, der an mich glaubt. Nach einem erneuten Umzug (es waren viele!) habe ich einen neuen Psychiater gefunden, der anders war als alle, die ich vor ihm kennengelernt hatte. Nach unserem ersten Gespräch, in dem ich ihm erklärt habe, was für ein „schwerer Fall" ich sei, sagte er frei heraus: „Aus meiner Sicht sind Sie nicht therapieresistent. Ehrlich gesagt halte ich Sie nicht einmal für krank. Was Sie mir berichtet haben, klingt für mich nach einer normalen

Reaktion auf die Lebensumstände, in denen Sie sich befunden haben. Manchmal ist eine Depression eine recht gesunde Reaktion auf ein krankes Umfeld. Ich empfehle Ihnen, alle Medikamente abzusetzen."

Da bin ich fast vom Stuhl gefallen.

Zehn Jahre später – das Happy End

Und ja, jetzt kommt es: das gute Ende. Inzwischen bin ich völlig medikamentenfrei. Wieder habe ich mir sehr viel Zeit gelassen und das war auch gut so. Am Ende habe ich monatelang eine so winzige Dosis genommen, dass mein Arzt (ein neuer, ich bin wieder umgezogen) darüber gelacht hat. Er meinte, dass sie zu klein wäre, um überhaupt eine Wirkung zu haben. Ich wusste es aus Erfahrung besser und habe mir vertraut.

> ***„Ich lerne täglich, sanfter und liebevoller mit mir selbst zu sein."***

Gut ist es mir dabei nicht immer gegangen und auch heute noch habe ich meine schwierigen Momente. Aber ich habe Strategien gefunden, die mir helfen, damit umzugehen. Eine weitere Krise habe ich ohne Medikamente überstanden. Ich lerne täglich, sanfter und liebevoller mit mir selbst zu sein. Ich weiß inzwischen, wie ich negative Gedankenspiralen unterbrechen kann. Ich übe immer noch, mich gut abzugrenzen und nicht alle anderen wichtiger zu nehmen als mich selbst. Ich nehme meine Bedürfnisse wahr und ernst. Ich habe verstanden, wie wichtig ein ermutigendes, stärkendes Umfeld für mich ist.

Angst habe ich immer noch – aber ich habe gelernt, dass der richtige Weg durch sie hindurchführt. Je mutigere Entscheidungen ich treffe, desto besser wird mein Leben. Ich weiß auch, dass es wieder Krisen geben kann und wird. Ich sage nicht mehr

„nie". Aber ich bin ziemlich sicher, dass ich nicht mehr nach der Krücke Antidepressiva greifen werde, um durch Krisen hindurchzugehen.

Kapitel 2

Erfolgreiches Absetzen: Mischas Weg

So also müssen sich Elektroschocks anfühlen. Ich hatte die schlimmen Geschichten nicht geglaubt, was beim Absetzen von Antidepressiva alles passieren kann. Doch jetzt laufe ich hier durch die Gänge der psychosomatischen Akutklinik und fühle mich verwirrt, entfremdet und hilflos. Bei jedem zu starken Auftreten, bei schnelleren Bewegungen meines Kopfes, fährt mir ein stechender Schmerz ins Gehirn. Ich zucke zusammen, verstehe die Welt nicht mehr.

Vier großartige Wochen hatte ich hier. Mein Therapeut bescheinigte mir eine geradezu sensationelle Entwicklung im Vergleich zu meinem Ankunftstag. Und jetzt spielt mein Körper verrückt, mir ist schwindlig. Wenn ich auf der Treppe um die Kurve gehe, muss ich mich am Geländer festhalten, weil ich das Gefühl habe, dass sich der Boden unter mir dreht. Meine Laune rauscht von Stunde zu Stunde weiter in den Keller. Ich erkenne mich selbst nicht wieder. Es kommt mir vor, als hätten sich Ängste und Depressionen verabredet, um mir das Leben noch einmal richtig zur Hölle zu machen. In fünf Tagen soll ich entlassen werden? In dem Zustand niemals!

Erster Absetzversuch – missglückt

Was war passiert in diesem Juni 2013, rund zwei Monate nach meinem Zusammenbruch wegen anhaltend schwerer Panikattacken? Der Ärztliche Direktor der Klinik hatte es nur gut mit mir gemeint. Er wollte, dass ich die Antidepressiva, die mir mein Hausarzt acht Wochen zuvor verschrieben hatte, möglichst schnell wieder loswerde. Je kürzer die Einnahmezeit, desto höher die Chance auf Erfolg. Vor allem, weil ein Bluttest ergeben hatte, dass das Medikament bei mir überhaupt nicht im therapeutisch relevanten Bereich wirkt.

Woche für Woche 10 Milligramm weniger, damit ich zu Hause das Zeug nicht mehr brauche. Bis 10 Milligramm lief alles nach Plan. Den Schritt von 10 auf null machte mein Gehirn nicht mehr mit. Was für eine bizarre Situation: Das Antidepressivum aus dem Bereich der Serotonin-Wiederaufnahmehemmer (SSRI) hatte mir nicht geholfen. Im Sinne des Placebo-Effekts schon, aber nicht im medizinisch messbaren Bereich. Trotzdem zeigte mein Körper schwere Entzugserscheinungen. Mein Gehirn wollte den kurzfristigen und recht abrupten Serotoninmangel nicht akzeptieren.

> ***„Ich bin im Nachhinein sehr froh, dass ich diese heftige Erfahrung gemacht habe. Sie hat mir klargemacht, dass mein Körper abrupte Änderungen überhaupt nicht toleriert.“***

Als die behandelnde Ärztin der Klinik meinen Zustand am Freitagnachmittag kurz vor ihrem Aufbruch ins Wochenende sah, erschrak sie sichtbar. Sie hatte mich als fröhlichen Patienten mit einer tollen Prognose kennengelernt. Jetzt saß ich hier in einer deutlich schlechteren Verfassung als bei der Ankunft einen Monat zuvor, aufgrund meiner heftigen Symptome ängstlich und niedergeschlagen. Sie setzte sofort die Dosis wieder auf 20 Milligramm hoch. Ans Absetzen sollte ich erst wieder denken, wenn es mir richtig gut geht. So schnell, wie die Gefühlslage zuerst hinabgesaust war, ging es jetzt aufwärts. Nach nur zwei Tagen waren die gute Laune zurück und alle Absetzsymptome verflogen.

Ich bin im Nachhinein sehr froh, dass ich diese heftige Erfahrung gemacht habe. Sie hat mir klargemacht, dass mein Körper abrupte Änderungen überhaupt nicht toleriert. So wusste ich, dass ich bei meinen nächsten Versuchen eine ganz andere Taktik anwenden darf, um ans Ziel (das ich auch erreicht habe, dazu später mehr) zu kommen.

Immerhin gab es überhaupt einmal ein Ziel. Ohne Antidepressiva zu leben, hatte ich mir ein Jahrzehnt lang nicht vorstellen können. Ende 2003 war bei mir zum ersten Mal eine schwere depressive Episode mit einhergehender Angststörung diagnostiziert worden. Nach einigen Experimenten mit verschiedenen Antidepressiva und teils heftigsten Nebenwirkungen blieb eines übrig, das ich gut vertragen habe. Mein damaliger Psychiater riet mir in guten Phasen zum Ausschleichen. Die Hälfte der Dosis und dann wieder die Hälfte und dann wieder die Hälfte. Bis irgendwann wieder eine Panikattacke kam. Darauf die Standardantwort: „Gehen Sie mit der Dosis wieder hoch!"

Ich war damals nicht bereit für dringend nötige Veränderungen in meinem Leben. Er sah die Antidepressiva als Allzweckwaffe der Therapie. Keine gelungene Kombination. So trennten sich nach 10 Jahren unsere Wege. Als sich meine Krise im Herbst und Winter 2012 immer mehr zuspitzte, weil ich jeden Morgen in der Redaktionskonferenz unserer Zeitung eine Panikattacke hatte, unterbreitete er mir einen interessanten Vorschlag: Ich soll doch einfach vorher immer einen höchst wirksamen Tranquilizer einwerfen. Ein Medikament, von dem bekannt ist, dass es nach kürzester Zeit extrem abhängig macht. Trotz meiner Lage war mir klar, dass jetzt Schluss mit lustig ist und ich mich nicht auf die nächste Suchtebene katapultieren lasse.

> ***„Wäre da nicht dieser große Wunsch von mir gewesen, auch einmal länger als zwei oder drei Stunden am Stück zu schlafen."***

Bis zum Zusammenbruch drei, vier Monate später nahm ich die Antidepressiva in recht hoher Dosis weiter. Mein Hausarzt, der an jenem Aprilmorgen 2013 meine erste Anlaufstelle war, verschrieb mir das vorher erwähnte Antidepressivum aus dem Bereich der SSRI, das besser gegen meine Panikattacken helfen sollte. Das Ausschleichen des alten Medikaments lief problemlos, das gleichzeitige Einschleichen des neuen klappte ebenfalls ohne größere Komplikationen.

Wäre da nicht dieser große Wunsch von mir gewesen, auch einmal länger als zwei oder drei Stunden am Stück zu schlafen. Denn die antreibende Wirkung bei der Einnahme am Morgen war so gut, dass ich abends noch ein weiteres Antidepressivum brauchte, um wieder halbwegs durchschlafen zu können. Ohne dessen Wirkung war ich regelmäßig gut eingeschlafen und dann zwischen Mitternacht und zwei Uhr senkrecht im Bett gestanden, ohne wieder in einen ruhigen Schlaf zurückzukommen. Bis diese zufriedenstellende Lösung mit Antidepressivum Nummer zwei gefunden war, bedurfte es später in der Klinik einiger Experimente mit verschiedenen Schlafmitteln. Verbunden mit der spannenden Feststellung, dass Schlafmittel noch lange keine Garantie für Schlaf sind, wenn sie mit anderen Medikamenten zusammenspielen.

Zweiter Absetzversuch – Überlegungen und Unsicherheit

Zurück in den Juni 2013. Da sitze ich nun wenige Tage nach dem Klinikaufenthalt zuhause und grüble. Soll ich bald wieder einen Absetzversuch machen? Was soll ich mit einem Medikament im Körper, das nachgewiesenermaßen nicht hilft, sondern solche Probleme bereitet? Wer hat diesbezüglich einen guten Ratschlag? Wo bekomme ich gute Tipps und Motivation?

In der Klinik selbst wurde nach dem abgebrochenen Experiment nicht mehr darüber geredet. Im Internet suche ich vergeblich nach positiven Absetzgeschichten. Überall nur abschreckende Beispiele, was alles schieflaufen kann oder schiefgelaufen ist. Danke, brauche ich nicht, habe ich selbst gerade erlebt. Im

Buchhandel? Bis auf ein Werk Schweigen im Walde. Mein neuer Psychotherapeut? Darf und will sich dazu nicht äußern, weil er kein Psychiater ist, keine Medikamente verschreiben darf und sich deshalb nicht genug auskennt. Meinen Hausarzt will ich zuerst nicht fragen, weil er mir ein Stück weit den Schlamassel eingebrockt hat. Ich tue es dann doch und bekomme den Rat, dass ich mir und meinem Körper Zeit geben soll. Nach dem Absetzschock aus der Klinik klingt das vernünftig. Mir geht es in dem Moment blendend und ich beschließe, das erst einmal so zu belassen.

Zweiter Absetzversuch – erste Runde

Ein Jahr später, Juni 2014. Mir geht es immer noch blendend. Ich habe meinen Redakteursjob gekündigt, mir einen VW Bus gekauft und bin allein auf dem Weg durch Europa. Die früheren Ängste und Depressionen sind im wahrsten Sinn des Wortes meilenweit entfernt. Es ist Zeit für eine Reduzierung der Dosis. Ich beschließe, von 20 auf 10 Milligramm herunterzugehen. In Nordskandinavien bin ich maximal von meinen therapeutischen Anlaufstellen zuhause entfernt. Das wird mir erst so richtig bewusst, als ich in Finnland auf einem Campingplatz Halt mache und merke, dass mein Gehirn wieder komische Dinge anstellt und meine Laune dadurch in den Keller sinkt.

Zuerst kann ich das gar nicht einordnen, schließlich habe ich schon zwei Wochen zuvor mit der Halbierung der Menge begonnen. Bis mir klar wird, dass mich wieder Absetzsymptome plagen – zum Glück nicht annähernd so stark wie im Vorjahr. Drei Tage lang gönne ich mir ganz viel Ruhe, mache nur ein paar kurze Radtouren und bade ein wenig im Meer. Dann hat sich mein Gehirn erholt und ich kann weiterfahren. Uff! Der nächste große Schritt ist gemacht. Ich bin sehr stolz auf mich. Zugleich weiß ich, dass ich während der Tour keine Experimente mehr machen werde. Der Entschluss: 2015 folgt der nächste und letzte Schritt.

Zweiter Absetzversuch – das Finale mit gutem Ende

Wieder ein Jahr später, Juni 2015. Ich bin zurück von meiner Reise, habe mich als freier Journalist selbstständig gemacht. Das Leben ist nicht mehr ganz so entspannt wie auf meiner Europatour. Trotzdem geht es mir gut genug, um mein Vorhaben in die Tat umzusetzen. Ich habe großen Respekt vor dem endgültigen Absetzen, unterschwellig schwingt Angst mit. Andererseits frage ich mich: „Wenn nicht jetzt, wann dann?" Nachdem ich die Dosis von 10 auf 5 Milligramm reduziert habe und zwei Wochen nichts Schlimmes passiert ist, traue ich mich. Null. Keine Tablette am Morgen. Zum ersten Mal seit zwei Jahren. Ein ganz komisches Gefühl. Kann und wird das wirklich alles gutgehen? Muss ich nochmal so leiden? Werde ich es wirklich schaffen oder muss ich die Medikamente vielleicht doch ein Leben lang nehmen?

> ***„Da sind auch wieder die leichten Elektroschocks. Nicht mehr so heftig wie vor zwei Jahren, aber deutlich spürbar."***

Die ersten zwei, drei Tage passiert wenig. Ich fühle mich ein wenig unwohl, schiebe das aber auf meine Angst vor den Absetzsymptomen (siehe Kapitel 6: Die Angst vor dem Absetzen). Meine Arbeit mache ich wie gewohnt, bis ich irgendwann merke, dass es mir regelmäßig vor dem Bildschirm schummrig wird. Da sind auch wieder die leichten Elektroschocks. Nicht mehr so heftig wie vor zwei Jahren, aber deutlich spürbar. Die Unsicherheit schleicht sich wieder ein, ich fühle mich desorientiert und niedergeschlagen. Dauernde Gleichgewichtsprobleme, mein Kopf spielt verrückt. Und die Angst ist wieder da: „Wie lange wird das dauern? Halte ich das aus?“

Irgendwann kapiere ich, dass ich aktuell nicht mehr arbeiten kann, sondern 100 Prozent meiner Zeit und Energie in meine Gesundung stecken muss. Ich sage meinen Auftraggebern, die von meiner Vorgeschichte wissen, dass ich eine Weile pausieren muss, weil ich nicht mehr am Rechner arbeiten kann. Sie akzeptieren das ohne Murren, ich bin erleichtert und kümmere mich fortan nur noch um mich. Ganz viel Ruhe, jede Menge Entspannungsübungen, ein bisschen lesen, ein wenig im Garten arbeiten, spazieren gehen, meinen VW Bus auf die nächste Tour vorbereiten.

Der radikale Schritt zeigt schnell Wirkung. Zwei Wochen nach der letzten Tablette ist das Schlimmste überstanden. Vorsichtiger Optimismus macht sich breit. Die nächsten zwei Wochen geht es weiter klar bergauf. Mein Gehirn hat nur noch kleine Aussetzer, meine Stimmung ist wieder prima. Also setze ich auch noch das zweite Antidepressivum ab, das mir in der Klinik damals verschrieben wurde, damit ich wieder schlafen kann. Wie der Chefarzt der Klinik seinerzeit prophezeite, gibt es bei mir beim Absetzen dieses Medikaments keine nennenswerten Probleme.

Die Lage ein Jahr später

Noch ein Jahr später, Oktober 2016: An manchen Tagen kann ich immer noch nicht glauben, was ich geschafft habe. Zwölf Jahre lang hatte ich ununterbrochen verschiedene Antidepressiva genommen. Jetzt bin ich seit einem Jahr frei davon und führe ein wunderbares Leben. Dabei war ich mir früher sicher, dass ich nie mehr ohne Tabletten auskommen würde. Ja, ich zwicke mich schon wieder, weil die Geschichte wirklich wahr ist. Diesen Schritt zu gehen und durchzuziehen, ist wahrscheinlich das Größte, was ich je in meinem Leben erreicht habe. Mögen sich andere Menschen für ihre beruflichen Erfolge, dicken Autos und was auch immer feiern – ich feiere derweil den Sommer 2015, der mir den Weg zurück zu einem Körper ohne chemische Einflussnahme ermöglicht hat. Alles ist wieder real, nicht künstlich gedämpft, nicht unnatürlich angetrieben. Auch damit musste ich erst einmal wieder lernen umzugehen. Jetzt genieße ich es jeden Tag.

Für mich wäre das Thema schon lange abgehakt und keiner größeren Rede mehr wert, wenn ich nicht gemerkt hätte, wie unfassbar viel Leiden und Unsicherheit damit verbunden ist. Seit dem im Vorwort angesprochenen Artikel auf meinem Blog habe ich Hunderte von Mails verzweifelter Leser bekommen. Ich konnte leider nie so intensiv auf die individuellen Fragen eingehen, wie ich mir das gerne gewünscht hätte und war mir immer bewusst, dass meine kurzen Ratschläge oder Aufmunterungen nur ein Tropfen auf dem heißen Stein sind. Umso mehr freue ich mich, dass meine Co-Autorin Melanie und ich mit diesem Buch endlich einen Weg gefunden haben, diesem hoch wichtigen Thema allen nötigen Platz zu widmen und alle Fragen aufzugreifen, die uns regelmäßig gestellt werden. Ich bin im Nachhinein froh, jede einzelne dieser Erfahrungen gemacht zu haben, weil ich sie nun weitergeben und anderen Menschen auf dem schwierigen Weg helfen kann.

Kapitel 3

Interview mit Psychologin Monika Szelag

„Man sollte sich stets vor Augen halten, dass Absetzsymptome nicht jeden treffen"

Die Wiener Psychologin Monika Szelag betreibt seit Februar 2015 den Blog my-free-mind.at – eine Informationsplattform zu den Themen ganzheitliche Psychologie und Alternativen zu Psychopharmaka. Dort finden ihre Leser jede Menge Erfahrungsberichte anderer Betroffener, Übersetzungen internationaler Studien zum Thema Psychopharmaka und Absetzsymptome sowie praktische Hilfestellungen und Tipps. Die Webseite bietet im deutschsprachigen Raum die umfangreichsten Informationen zu diesem Thema. Deshalb war Moni als Expertin erste Wahl für ein Interview.

Mischa: Hallo Moni, du hast dein Psychologiestudium erfolgreich abgeschlossen, ebenso den ersten Teil der Psychotherapieausbildung und planst nun eine weitere Fortbildung: Worum geht es da? Und was fasziniert dich so an dem Thema Psychopharmaka und Absetzsymptome?

Monika Szelag: Hallo, lieber Mischa. Ich finde es großartig, dass durch euer Projekt eine weitere Ressource für Betroffene zum Thema „Antidepressiva absetzen" verfügbar wird.

Am Thema Psychopharmaka und Absetzsymptome finde ich einiges faszinierend (beziehungsweise leider auch schockierend). Kurz gefasst: Wie viel Diskrepanz zwischen den Berichten Betroffener und den offiziellen Leitlinien herrscht, wie wenig Forschung zum Thema der Absetzsymptome betrieben wird, obwohl sie von Betroffenen sehnlichst gewünscht wird und wie es in unserer heutigen Gesellschaft möglich ist, Medikamente mit solch starken Wirkstoffen zu unterschätzen und in manchen Fällen zu leichtfertig zu verschreiben. Es fasziniert mich, dass es für die Entstehung psychischer Erkrankungen so viele unterschiedliche Ansätze gibt und ebenso zahlreiche Herangehensweisen zu einer Besserung. Sollte jemals ein Medikament entwickelt werden, das keine Nebenwirkungen und auch keine Absetzerscheinungen zeigt, wäre damit sicher vielen Menschen geholfen.

Ein paar Worte zu meinem fachlichen Hintergrund: Es ist richtig, dass ich mein Psychologiestudium und das „Propädeutikum" in Wien abgeschlossen habe. Die Fortsetzung einer Psychotherapieausbildung (hier in Österreich: „Fachspezifikum") ist jedoch eine finanzielle Herausforderung. Aus diesem Grund habe ich beschlossen, vorerst mein Wissen im Bereich der ganzheitlichen Gesundheit zu vertiefen – mit einer Weiterbildung zum „Master of Public Health". Es ist eine Ausbildung, die sich auf die Vorbeugung von Krankheiten konzentriert – bestehend aus den Bereichen Ernährung, Bewegung, Umwelteinflüsse, Psychologie und Medizin.

Du hast in jahrelanger Arbeit unglaublich viele internationale Studien gelesen, ausgewertet und für deine Leser aufbereitet. Gibt es bezogen auf das Absetzen von Antidepressiva ein zentrales Thema, das immer wieder auftaucht?

Ja, das gibt es. Da fällt mir als erstes folgende Frage vieler Betroffener ein: Handelt es sich um Absetzsymptome oder die Ursprungserkrankung? Und: Muss ich die Medikamente mein Leben lang nehmen?

Warum werden deiner Meinung nach die Patienten von den Hausärzten und Psychiatern häufig so schlecht über mögliche Nebenwirkungen von Antidepressiva aufgeklärt? Und warum erfährt fast niemand, wenn er diese Medikamente verschrieben bekommt, dass es sehr schwierig werden kann, diese jemals wieder abzusetzen?

Die mangelnde Aufklärung bezieht sich meiner Meinung nach nicht ausschließlich auf Psychopharmaka, sondern auch auf andere Medikamente. Leider werden die Behandlungszeiten (vor allem bei Ärzten mit Kassenverträgen) immer kürzer, da bleibt nicht so viel Zeit für jeden einzelnen Patienten, wie es sich Ärzte wünschen würden. Und natürlich leidet nicht jede Person an Nebenwirkungen und Absetzerscheinungen. Viele dieser Symptome zeigen sich erst nach einigen Wochen – so wartet man meist erst einmal ab und überprüft anschließend die Verträglichkeit.

„Alternative Behandlungsformen gäbe es viele. Doch sie in unser Alltagsleben einzubetten, ist ein anderes Thema."

Spielt vielleicht jeder – Patient, Ärzte, Therapeuten und Angehörige – nur seine Rolle in der großen Aufführung mit dem Titel „Unsere Leistungsgesellschaft muss funktionieren?" Sprich, für jedes Problem gibt es die passende Diagnose und das dazu gehörige Medikament, ohne zu schauen, welche anderen Methoden ebenfalls zur Besserung beitragen könnten?

Hier sprichst du ein Thema an, das mich persönlich sehr beschäftigt. Und mir auch Kopfzerbrechen bereitet. Oftmals sehen Betroffene mit starken Absetzsymptomen die Schuld bei ihrem Psychiater. Sie sagen dann: „Ich wurde nicht ausreichend aufgeklärt, ich wurde falsch beraten." Oder: „Mein Arzt glaubt mir nicht und sieht nur meine Diagnose." Diese Menschen suchen nach alternativen Behandlungsformen.

Von diesen Alternativen gäbe es sehr viele. Doch sie in unser Alltagsleben einzubetten, ist ein anderes Thema. Denn dafür braucht es sowohl den finanziellen als auch den zeitlichen Rahmen. In unserer Leistungsgesellschaft heißt es immer öfter: mehr, schneller, weiter. Da bleibt keine Zeit für längere Krankenstände, es werden wenig finanzielle Mittel für Programme zur Gesundheitsförderung zur Verfügung gestellt, man muss lange auf einen Psychotherapieplatz warten. Selbst im Freundes- oder Bekanntenkreis gibt es in manchen Fällen wenig Geduld, wenn eine Person sich länger zurückziehen muss, um Kraft zu tanken, zu trauern oder kleine Schritte machen zu dürfen.

Ein Betroffener in einer akuten Krise ohne finanzielle Möglichkeit, Psychotherapie, Ernährungsberatung oder andere Unterstützung aus eigener Tasche zu bezahlen, bräuchte viel mehr Unterstützung, als sie im Moment geboten wird. Gerade Personen mit depressiven Symptomen oder Panikattacken haben anfangs große Schwierigkeiten, Angebote zu finden und anzunehmen. Da ist der Weg zu einem Antidepressiva-Rezept stets kürzer und unkomplizierter.

Die Verschreibung von Antidepressiva nimmt dadurch weiterhin zu. Was sind denn die größten Probleme, die bei der Einnahme von Antidepressiva auftreten können?

Vorweg muss man sagen: Manchmal treten keine Probleme auf. Vielen Menschen helfen Antidepressiva als eine vorübergehende Stütze sehr gut. Problematisch finde ich, wenn nur die Symptome gedämpft werden und nicht an den Ursachen gearbeitet wird, denn die Probleme können im Leben weiter bestehen bleiben und nach dem Absetzen wieder auftreten. Ansonsten berichten Betroffene als häufigste Nebenwirkungen von Gewichtszunahme, sexuellen Problemen und Müdigkeit.

„Leider existiert derzeit einfach kein ‚Wundermittel' – eines, das bei allen Betroffenen ideal wirkt und psychische Erkrankungen bzw. Symptome ohne Nebenwirkungen und für alle Zeit heilt."

Es gibt eine Reihe von Studien, welche die Wirksamkeit von Antidepressiva grundsätzlich in Frage stellen. Vor allem geht es darum, ob es überhaupt so etwas wie einen Serotoninmangel im Gehirn gibt. Dieser war ja stets die Begründung dafür, Medikamente zu verschreiben, welche die angeblich fehlende Balance wiederherstellen sollen. Was wäre denn die Konsequenz, wenn es gar keine fehlende Balance zum Ausgleichen gäbe?

Die Konsequenzen sind jetzt schon spürbar: Leider existiert derzeit einfach kein „Wundermittel" – eines, das bei allen Betroffenen ideal wirkt und psychische Erkrankungen bzw. Symptome ohne Nebenwirkungen und für alle Zeit heilt. Die Serotoninhypothese wird mittlerweile von vielen Experten angefochten. Zusammenfassend kann man sagen: Ja, Serotonin hat sicherlich einen Einfluss auf die Gemütslage des Menschen. Und doch ist es nur eines von sehr vielen Neurotransmittern, die alle miteinander in Wechselwirkung stehen. Ändert man das eine, löst sich damit noch nicht das Problem bzw. weiß man noch nicht, welchen Einfluss man auf alle Neurotransmitter im Gesamtbild ausübt. Außerdem kann man diese Werte bisher noch nicht zuverlässig messen.

Wenn Menschen aufgrund der Nebenwirkungen oder weil sie keine Psychopharmaka mehr nehmen möchten, die Antidepressiva absetzen wollen, kann es Probleme geben. Was ist hier das häufigste Thema?

Viele Personen setzen ihre Medikamente zu schnell und abrupt ab. Wenn man ein Medikament (im Grunde gilt das auch für Antihistaminika, Blutdruckmittel und andere) jahrelang einnimmt, geschehen verschiedene Anpassungen im Körper. Wenn dieses Medikament dann ausgeschlichen oder abgesetzt wird, erfolgen Umstellungen im ganzen Körper und diese können sich in Symptomen äußern.

Gerade bei Psychopharmaka, die einen Einfluss auf unsere Gefühle haben, kann ein solcher Wechsel im Hirnstoffwechsel zu plötzlicher Unruhe, Angst oder starker depressiver Stimmung führen. Genau das ist hier das Problem: Betroffene können nicht mehr unterscheiden, was Absetzsymptome und was Anzeichen eines Wiederauftretens der psychischen Erkrankung sind.

Das Thema eines „protrahierten Entzugs" wurde wissenschaftlich noch nicht zur Genüge untersucht, in Betroffenenkreisen tummeln sich aber zahlreiche Erfahrungsberichte über Absetzsymptome, die jahrelang anhalten können. Wenn diese stark ausgeprägt sind, ist das eine Katastrophe für das Leben der Betroffenen, denn es bedeutet, das Leben eines chronisch kranken oder bettlägrigen Menschen führen zu müssen, ohne zu wissen, für wie lange.

> ***„Wenn der Arzt vom Absetzen abrät, der Patient sich dies aber sehnlichst wünscht, ist es wichtig, diesen Wunsch entsprechend zu formulieren und gemeinsam nach alternativen Wegen zu suchen."***

Vor der Entscheidung für das Absetzen spüren viele Menschen eine große Unsicherheit und Ängste. Ärzte, Therapeuten und Angehörige raten sehr oft von so einer Entscheidung ab. Was soll jemand machen, wenn sein Arzt sich gegen das Absetzen ausspricht und wie geht der Patient am besten mit dem beschriebenen Spannungsfeld um?

Die Frage ist hier: Wieso rät der jeweilige Behandler vom Absetzen ab? Kann man Änderungen im Leben vornehmen oder Vorbereitungen treffen, um eventuell auftretende Symptome abfangen zu können? Oder hat man eine andere Stütze gefunden, wie eine Psychotherapie? Alles hängt von den Rahmenbedingungen und persönlichen Umständen ab. Wenn der Arzt vom Absetzen abrät, der Patient sich dies aber sehnlichst wünscht, ist es wichtig, diesen Wunsch entsprechend zu formulieren und gemeinsam nach alternativen Wegen zu suchen.

Bei den vielen negativen Erfahrungsberichten, die im Internet zu finden sind, wundert mich die Verunsicherung nicht. Man sollte sich stets vor Augen halten, dass Absetzsymptome nicht jeden treffen und dass man diesen Weg niemals alleine gehen muss (oder sollte). Zusammen mit einem Arzt oder Therapeuten kann man sehr kleine und langsame Schritte machen, jede auftretende Angst und Änderungen besprechen und auch „Rückschritte" machen, um sein individuelles Tempo zu finden.

Die Suche nach Alternativen braucht seine Zeit, ebenso wie die Suche nach dem passenden Gesundheitsexperten, den man an seiner Seite haben möchte. Ich würde empfehlen, die Angst zu reduzieren, indem man sich gezielt informiert und kleine behutsame Schritte macht, um jederzeit die Richtung sowie das Tempo anpassen und Änderungen vornehmen zu können.

Wie lange kann sich nach deiner Auswertung der Studien so ein Prozess hinziehen?

In den meisten Fällen dauern Absetzsymptome kaum mehr als ein paar Wochen. Es gibt jedoch Fälle mit protrahierten

Verläufen mit einer durchschnittlichen Dauer von 2 ½ bis 5 Jahren. Hier mehr dazu: http://my-free-mind.at/ssri-absetz-symptome/

Gibt es eine gute Strategie für Betroffene, die ihnen dabei hilft, die Geduld zu bewahren und nicht mitten während des Absetzens aufzugeben?

Die Lektüre englischsprachiger Seiten und meine persönlichen Erfahrungen mit dem Thema zeigen: Es hilft, sich stets die Informationen vor Augen zu halten (das ist „normal", anderen geht es auch so, es gibt einen Weg hier raus) und stetige (auch tägliche) Bestätigung von Angehörigen und Experten zu erhalten. Ja, es gibt auch schwere Phasen im Leben, die ein paar Jahre dauern können. Das bedeutet nicht, dass man bis an sein Lebensende leiden und eingeschränkt sein wird. Eine gute Anlaufstelle ist das Forum ADFD, dort bieten Betroffene einander Unterstützung an und tauschen wichtige Informationen aus. Es gibt dort auch eine Vielzahl an Studien und wissenschaftlichen Informationen zum Thema.

> ***„Erst durch persönliche Erfahrungen und Berührungspunkte mit diesem Thema erkennt man die Probleme, die damit verbunden sind."***

Im deutschsprachigen Raum gibt es unglaublich wenig gute Literatur, Zeitungsartikel oder Blogs zu dem Thema. Wird dieses brisante Thema – bewusst oder unbewusst – totgeschwiegen oder scheint das nur so?

Das ist eine gute Frage. Ich denke, es haben nicht alle Menschen Erfahrungen damit gemacht. Erst durch persönliche Erfahrungen und Berührungspunkte mit diesem Thema erkennt man die Probleme, die damit verbunden sind. Auch für mich ist es im

Internet schwierig, mich zu behaupten: Denn ich bin keine Psychiaterin, ich habe keine Patienten. Und somit offiziell auch kein Mitspracherecht. Da das Thema im englischsprachigen Raum aber immer wichtiger wird und auch von Psychiatern kommuniziert wird, denke ich, hier wird sich noch einiges ändern.

Zum Glück gibt es Menschen wie dich, die wertvolle Aufklärung betreiben. Welche positiven Geschichten hast du aus deinen Studien oder von deinen Lesern mitbekommen, die dich besonders beeindruckt haben?

Vielen Dank, ich mache das sehr gerne, weil ich selbst die Erfahrung machen musste, dass ich einer Person durch diese Zeit helfen wollte und keine Unterstützung gefunden habe. Da haben meine Recherchen begonnen und ich habe gesehen, wie sehr diese Informationen helfen können. Das möchte ich auch anderen Personen ermöglichen. Beeindruckend finde ich alle persönlichen E-Mails, die ich bekomme sowie Erfahrungsberichte von Menschen, die alternative Wege aus solchen Krisen finden. Da kann man selbst auch viel dazu lernen.

„Ich hoffe, dass Ärzte weitergebildet werden und wissen, was zu tun ist und Patienten in dieser Ratlosigkeit auffangen können."

Du kennst durch deine Ausbildung und dein Engagement die Ausgangslage aller beteiligten Seiten, sprich von Ärzten, Therapeuten, Betroffenen und Angehörigen. Was ist dein größter Wunsch bzw. worin liegt die größte Notwendigkeit, damit Menschen bei diesem schwierigen Thema endlich besser geholfen wird und sie sich viele leidvolle Erfahrungen ersparen können?

Ja, das ist ein schwieriger Punkt – ich hoffe, dass die Erfahrungen der Betroffenen sich bald auch mit den offiziellen Leitlinien decken werden und mehr Forschung zu diesem Thema betrieben wird. Dass Ärzte weitergebildet werden und dadurch wissen, was zu tun ist und die Patienten in dieser Ratlosigkeit auffangen können. Ebenso, dass Patienten Glauben geschenkt wird, denn mit einer psychiatrischen Diagnose in der Anamnese (= Vorgeschichte) gibt es leider nach wie vor viel Stigmatisierung.

Kapitel 4

Interview mit Psychiater Dr. Jan Dreher

„Es ist sicher nicht so, dass jemand, der einmal eine depressive Episode hatte, sein Leben lang ein Antidepressivum nehmen muss."

Dr. Jan Dreher ist Chefarzt der Klinik Königshof Krefeld – einem Fachkrankenhaus für Psychiatrie, Neurologie und Psychotherapie. Der 45-Jährige beschäftigt sich auf seinem Blog Psychiatrie to go und seinem Podcast PsychCast intensiv mit psychiatrischen Themen – insbesondere der Verordnung und Wirksamkeit von Psychopharmaka. Deshalb war er für uns der ideale Gesprächspartner, um das Absetzen von Antidepressiva aus Sicht eines Experten zu beleuchten. Das ganze Gespräch kannst du auf dem Podcast nachhören. Wir haben das Interview für dieses Buch zusammengefasst und die wichtigsten Aspekte herausgezogen.

Hallo Jan. Vor unserem Gespräch haben wir bei mehreren Psychiatern angefragt und nur Absagen bekommen. Weißt du, warum? Ist das Thema „Antidepressiva absetzen" für Psychiater eine heikle Sache?

Jan Dreher: Ja, das ist ein heikles Thema. Und ich glaube, dass jetzt erst ein wenig Bewegung in das Thema kommt. Das hat alles angefangen mit der Kirsch-Studie, einer Meta-Analyse des amerikanischen Psychologen Professor Irvin Kirsch. Dieser stellte fest, dass Antidepressiva den Studien nach nur bei schwergradigen Depressionen wirken, vielleicht ein wenig bei mittelgradigen, aber nicht bei leichtgradigen. Er hinterfragte, ob der starke Antidepressiva-Gebrauch gerechtfertigt sei. Danach haben sich die Psychiater sehr stark gewehrt und gesagt: „Wenn wir Antidepressiva verschreiben, dann ist das indiziert und es hilft. Alles andere ist Pharma-Bashing.“ Dann ist lange Zeit nichts passiert. Die Psychiater haben sich immer in der Verteidigungshaltung gefühlt, nach dem Motto: „Antidepressiva sind schon immer richtig, wenn sie in den Leitlinien stehen.“

> ***„Ich denke, dass Psychiater keinen Wissensvorsprung haben müssen und auch nicht so tun müssen. Wenn sie etwas nicht einschätzen können, dann sollen sie das auch so sagen.“***

Aber in den letzten Jahren ist viel Bewegung in die Diskussion gekommen und es wird viel genauer gefragt, bei welchen Depressionen und wie lange man Antidepressiva braucht. Und auch in die Frage, ob man sie einfach absetzen kann, ist Bewegung gekommen. Früher hat es einfach geheißen: „Die machen nicht süchtig. Also kann man sie problemlos absetzen.“ Inzwischen ist klar, dass an dem, was die Patienten immer wieder über Absetzerscheinungen berichten, schon etwas dran ist und man das differenzierter sehen muss. Die Psychiater sind alle sehr unsicher und wissen nicht genau, was sie jetzt nach außen kommunizieren sollen: „Antidepressiva sind immer richtig, wenn sie jemand verschreibt? Oder darf ich es doch differenzierter sehen?“

Ich selbst habe keine Angst vor Unsicherheit. Ich denke, dass Psychiater keinen Wissensvorsprung haben müssen und auch nicht so tun müssen. Wenn sie etwas nicht einschätzen können, dann sollen sie das auch so sagen. Deswegen habe ich nie ein Problem damit, etwas dazu zu sagen.

Selbst wenn Bewegung in die Diskussion gekommen ist: Nach einer OECD-Studie von 2013 nehmen fünf Prozent der Deutschen Antidepressiva – doppelt so viele wie zehn Jahre zuvor. Zudem hat sich die eingenommene Tagesdosis von 2000 bis 2013 verdreifacht.

Also sollten wir, bevor wir uns dem Absetzen widmen, der Frage nachgehen: Wann ist es überhaupt sinnvoll und nötig, Antidepressiva zu verschreiben?

In den früheren Richtlinien wurden reaktive und endogene Depressionen unterschieden. Die reaktive Depression bezeichnet die Reaktion auf aktuelle Lebensumstände, zum Beispiel, wenn jemand seinen Job verloren hat oder von seiner Frau verlassen wurde. Die endogene Depression ist bei Menschen zu sehen, die schon mehrere depressive Episoden hatten und bei denen ohne Änderung der Lebensumstände erneut schwere Symptome, wie zum Beispiel Antriebsschwäche, auftauchen.

Die Unterscheidung hatte den Vorteil, dass bei schweren reaktiven Depressionen Antidepressiva indiziert waren. Aber bei leichten und mittleren reaktiven Depressionen standen und stehen die Psychotherapie und andere Maßnahmen, das Leben zu verbessern, im Vordergrund. Diese Unterscheidung wurde leider aufgegeben, weil es keine Ursachenzuordnung mehr gibt und nur noch die Symptome abgeklappert werden. Ich denke aber, dass man immer noch genau hinschauen muss, wo der Behandlungsfokus steht. Wenn ein 25-jähriger Patient mit einer reaktiven Depression, die nicht besonders schwer ausgeprägt ist, zu mir kommt, dann kann ich auch auf ein Antidepressivum verzichten.

„Es ist eine Symptombekämpfung.“

Es gibt aber auch den Automatismus, dass Patienten bei der Diagnose „Depression“ nach Antidepressiva fragen. Und die Ärzte neigen dazu, alles zu verschreiben, was sie so kennen – obwohl die Kirsch-Studie nahelegt, dass Antidepressiva in solchen Fällen nichts bringen.

Lässt sich denn durch Antidepressiva eine Depression wirklich heilen oder geht es nur um das Bekämpfen der Symptome?

Es ist eine Symptombekämpfung. Natürlich kann eine depressive Episode irgendwann nachlassen und dann auch verschwinden. Aber wenn eine wiederkehrende Depression zugrunde liegt, dann kann nach dem Absetzen der Antidepressiva auch drei Jahre später wieder eine depressive Episode auftreten. Damit war die Behandlung nicht kurativ, sondern hat nur die Symptome zum Verschwinden gebracht. Und dann stellt sich die Frage, wie lange ein Antidepressivum verschrieben werden sollte. Ich habe eine Studie gelesen, die besagt, dass die Verdopplung der Verschreibungszahlen nicht daran liegt, dass doppelt so viele Menschen Medikamente bekommen, sondern dass gleich viele Patienten die Antidepressiva doppelt so lange bekommen, bevor sie wieder abgesetzt werden.

Sind angesichts dieser Ausgangslage und verschiedener eindeutiger Studien Antidepressiva wirklich noch das Mittel der Wahl? So kommt zum Beispiel das New England Journal of Medicine in einer Metastudie nach Auswertung umfangreichster wissenschaftlicher Literatur zu dem Schluss, dass Antidepressiva kaum besser als Placebos sind ...

Ich sehe das zweigeteilt. Es ist unstrittig, dass bei Patienten mit sehr schwergradigen Depressionen – gerade mit endogenem Charakter –, die also im Bett liegen, kaum mehr Antrieb und eine schwere Störung der Affektlage haben, Antidepressiva eine sehr gute Wirkung haben, die sich deutlich vom Placebo unterscheidet.

Bei leichten und mittelgradigen Depressionen ist es ebenso unstrittig, dass es einen gewissen Placebo-Effekt gibt und der Patient das Gefühl haben kann, dass ihm durch die Antidepressiva deutlich geholfen wird. Innerhalb dieser Gruppe gibt es Patienten, die deutlich von den Antidepressiva profitieren und damit besser dran sind als ohne. Aber auch solche, die nicht über den Placebo-Effekt hinaus profitieren. Allerdings ist es schwer, von Vornherein zu sagen, welcher Patient über den Placebo-Effekt hinaus profitieren wird und welcher nicht.

> ***„Es gibt niemanden, der glaubt, dass ein Serotoninmangel Ursache für depressive Symptomatik ist."***

Bei der Frage nach der Wirkung der Antidepressiva halten wir es für wichtig, über die Serotonin-These zu sprechen. Viele Patienten haben Angst davor, Antidepressiva abzusetzen, weil sie denken, dass sie eine Dysbalance im Hirn haben. Sie meinen, dass sie für immer ihre Medikamente nehmen müssen, um das Ungleichgewicht auszugleichen – ähnlich wie ein Diabetiker sein Insulin. Gleichzeitig gibt es einige Studien, die besagen, dass die Entstehung von Depressionen nichts mit einem Serotoninmangel zu tun hat. Wie siehst du das?

Das Serotonin-Modell ist eine Vereinfachung. Das ist unstrittig. Es gibt niemanden, der glaubt, dass ein Serotoninmangel Ursache für depressive Symptomatik ist. Denn wenn ich morgens um 8 Uhr ein Antidepressivum einnehme, dann ist es um 8.45 Uhr im Gehirn angelangt und um 9 Uhr ist die Serotonin-Konzentration im synaptischen Spalt höher. Aber die depressiven Symptome gehen ja nicht nach einer Stunde weg. Denn da verspürt der Patient erstmal nichts. Erst nach zwei bis vier Wochen reduziert sich die depressive Symptomatik spürbar, wenn es gut läuft.

Folgendes ist los: Wenn man die Serotonin-Rezeptoren stärker aktiviert, dann werden Second- und Third-Messenger-Systeme angestoßen und im Zellkern andere Proteine hergestellt. Aber das betrifft nicht nur Serotonin-Rezeptoren, sondern auch alle anderen. Es ist noch gar nicht klar, welche davon für die Reduktion depressiver Symptomatik eine Rolle spielen.

Also muss jemand, der Depressionen hat oder hatte nicht ein Leben lang Antidepressiva nehmen, um ein Ungleichgewicht zu beheben, sondern es kann schon eine Wiederherstellung des Gleichgewichts geben?

Klar. Das ist nicht wie ein Insulinmangel, wenn die Bauchspeicheldrüse entfernt ist und der Patient nicht von selbst gesund werden kann. Das ist ein vereinfachtes Modell, das so nicht übertragbar ist. Es gibt Regeln in den Leitlinien, die etwas unscharf ungefähr so formuliert sind: Wenn jemand eine depressive Episode hatte, kann man ihm ein Jahr lang Antidepressiva geben. Bei einer rezidivierenden Depression zwei Jahre. Wenn jemand immer mal wieder unter Depressionen gelitten hat, vielleicht auch fünf Jahre. Es ist sicher nicht so, dass jemand, der einmal eine depressive Episode hatte, sein Leben lang ein Antidepressivum nehmen muss. Das wäre Quatsch.

„Absetzsymptome kannte früher kein Mensch."

Beim Verschreiben von Antidepressiva sollte unserer Meinung nach die Information über mögliche Absetzprobleme viel mehr im Vordergrund stehen. Du selbst hast in einem Blogbeitrag vor zwei Jahren geschrieben, dass es deiner Meinung nach gar kein SSRI-Absetzsyndrom geben kann. Unsere eigenen Erfahrungen, die unserer Leser und die der Kommentatoren deines Blogs sprechen da eine ganz andere Sprache. Wie stehst du heute zu dem Thema und wie wird es in den Fachkreisen bewertet?

In den etablierten Büchern zur Psychopharmakotherapie stehen Absetzsymptome erst seit wenigen Jahren drin, wenn überhaupt. Früher kannte das kein Mensch. In der Ausbildung hat mir das auch keiner erzählt. Als ich den Blogbeitrag schrieb, wusste ich auch nicht, dass es das gibt. Doch dann kamen sehr viele Kommentare von Patienten, dass es sehr wohl Absetzerscheinungen gibt. Dann habe ich das recherchiert und auch eine Metaanalyse, viele kleinere Studien und sehr viele Fallberichte gefunden, die das bestätigen.

Die etablierte Wahrnehmung war immer: Wenn jemand absetzt und sich dabei irgendwie komisch fühlt, dann ist es bestimmt ein Rückfall in die Depression. Das kann es im Einzelfall auch sein. Aber es werden ja ganz spezifische Beschwerden berichtet, die gar nicht zur depressiven Symptomatik passen. Das häufigste sind „Brainzaps", also elektrische Missempfindungen am Kopf, den Armen oder dem restlichen Körper sowie Unruhe, Unwohlsein und Schmerzen.

Inzwischen glaube ich sehr wohl, dass es solche Absetzerscheinungen gibt. Ich kann immer noch nicht sagen, wie lange die normalerweise dauern. Es gibt einige Einzelfallberichte, dass diese über Monate gehen. Wenn ich Patienten auf der Station selbst befrage, dann gehen bei diesen die Absetzerscheinungen meist nach fünf bis zehn Tagen weg und kommen dann auch nicht wieder. In meinem eigenen Buch „Psychopharmakotherapie griffbereit" habe ich in der ersten Auflage noch keine Absetzerscheinungen beschrieben, in der zweiten habe ich es jetzt drin.

Welchen Zusammenhang gibt es bei der Einnahmedauer von Antidepressiva und der Schwierigkeit beim Absetzen? Je länger, desto schwieriger laut unserer Recherche. Gibt es Studien, die das nachweisen oder sind das nur Vermutungen?

Das ist erst einmal sehr plausibel. Ich kenne allerdings keine Studie dazu, die das auf eine breitere Datenbasis stellt. Allerdings gibt es eine Metaanalyse, die untersucht hat, ob ein stufenweises Absetzen besser ist als ein schlagartiges. Die kommt kontraintuitiv zu dem Ergebnis: Ist beides gleich schlecht. Man kann sowohl nach langsamem Ausschleichen als auch nach schlagartigem Absetzen gleich lange Absetzerscheinungen haben.

„Die Nebenwirkungen werden meiner Meinung nach oft unterschätzt."

Wie wird das Thema Absetzen von Antidepressiva bei dir im Klinikalltag behandelt? Wie gehst du mit Patienten um, die in der Klinik absetzen wollen?

Man denkt oft, wenn ein Patient in die Klinik kommt: Der ist krank und kriegt jetzt Medikamente, um sich zu kurieren. Allerdings kommen relativ viele Patienten zu uns, die schon sechs oder mehr Psychopharmaka nehmen, die ihnen vorherige Behandler verschrieben haben. Oft ist es dann die Aufgabe, diese auf zwei zu reduzieren. Es ist gar nicht so selten, dass wir versuchen, die Medikation zu vereinfachen und zu verschlanken.

Patienten, die bestimmte Medikamente nicht mehr nehmen wollen, erscheinen meist nicht umständlich im Krankenhaus, sondern setzen die einfach so ab.

Oft kommen aber Patienten zu uns, die eine Neueinstellung wollen, weil sie wegen der Vielzahl ihrer Medikamente besorgt sind. Wir führen dann eine Untersuchung und Anamnese durch und machen uns selbst ein Bild, ob wir auch der Meinung sind, dass die Medikamente reduziert werden können. Wenn es sinnvoll ist, kann man das schrittweise machen. Das klappt sehr, sehr häufig.

Die Nebenwirkungen werden meiner Meinung nach oft unterschätzt. Wenn man zum Beispiel acht Psychopharmaka in

Kombination gibt, hat man in der Regel schon Nebenwirkungen wie Müdigkeit, Trägheit, Unwohlsein. Bei einer deutlichen Reduktion, vor allem beim Absetzen der Medikamente, die müde machen, merken die Patienten eine deutliche Verbesserung. Sie verlieren die Angst, dass sie das noch brauchen, was man ihnen weggenommen hat. Das ist ein Prozess, den wir bei solchen Patienten gerne stationär machen.

Was ist, wenn der Wunsch des Patienten lautet, von den Antidepressiva ganz wegzukommen? Unter welchen Voraussetzungen unterstützt du den Wunsch der Patienten oder anders gefragt: Ist ein medikamentenfreies Leben überhaupt Ziel der Therapie?

Der Patient bestimmt die Behandlung. Wenn jemand sagt, dass er keine Antidepressiva mehr nehmen will, dann setzen wir diese ab, ohne dass wir uns dagegen sperren. Es gibt einen Unterschied, wie intensiv wir beraten. Da gibt es auf der einen Seite die Patienten, von denen ich selbst glaube, sie brauchen kein Medikament. Denen sage ich das auch, was für viele eine große Erleichterung ist. Viele setzen Psychopharmaka nämlich nicht gerne gegen den Rat ihres Psychiaters ab. Dann gibt es Patienten, bei denen ich der Meinung bin, dass es besser wäre, die Medikamente weiter zu nehmen. Denen sage ich das und erkläre, wie stark meiner Meinung nach der Nutzen der Antidepressiva für sie ist. Ich mache aber keinen Stress, denn letztlich entscheidet eh jeder Patient selbst.

Okay, der Patient hat sich für das Absetzen entschieden und die Klinik verlassen. Wie sieht nun der ideale Weg zur Medikamentenfreiheit aus? Welche Hilfestellung bekommt er von ärztlicher Seite? Wir bekommen nämlich sehr viele Mails von Menschen, die sich in dem Prozess ziemlich hilflos und von ihrem Arzt oder Therapeuten alleingelassen fühlen.

Das Entscheidende ist, zwischen Absetzerscheinungen und einem Wiederaufflammen der depressiven Symptomatik zu unterscheiden. Das ist eine Einschätzung, die am besten in ambulanter Behandlung durch einen Psychiater durchgeführt werden sollte. Dieser erkennt am besten, wann wieder eine depressive Episode anfängt und er eine Behandlungsindikation sieht. Die meisten Psychiater machen alle sechs Wochen einen Termin und bieten bei einer Verschlechterung zusätzliche Termine an. Das reicht in der Regel aus.

„Den Behandlungsauftrag gibt der Patient."

Man muss natürlich einen Psychiater haben, der bereit ist, den Weg mitzugehen. Wenn der Psychiater grundsätzlich der Meinung ist, dass der Patient wegen früherer depressiver Episoden auf jeden Fall weiter Antidepressiva nehmen sollte und dieser klagt während des Absetzens über Schlafstörungen und Unwohlsein, dann ist die Entscheidung noch nicht getroffen: Ist das jetzt wieder eine depressive Episode oder nicht? Hier könnte der Psychiater vorschnell der Meinung sein, dass der Patient sein Medikament wieder nehmen soll. Da müssen sich beide in die Augen schauen und klare Worte miteinander sprechen.

Den Behandlungsauftrag gibt der Patient. Der Psychiater hat die Aufgabe, ehrlich zu sagen, warum er glaubt, dass es nun das eine oder andere ist. Letztlich kann er nur Empfehlungen geben und ein Rezept ausstellen. Ob der Patient das Medikament nimmt, ist immer noch seine eigene Entscheidung.

Wie trifft ein Psychiater die Einschätzung, ob es sich um Absetzerscheinungen oder einen Rückfall handelt? Für einen Betroffenen ist das sehr schwer und verunsichernd, vorhandene Symptome richtig einzuordnen und zu wissen: „Muss ich wieder etwas nehmen oder muss ich da jetzt durch?"

Es gibt zwei Faustregeln, an die man sich halten kann. Die erste: Wenn die Symptome direkt nach dem Absetzen auftreten, sind es wohl Absetzerscheinungen und keine Depression. Auch wenn man mit der Therapie anfängt, dauert es zwei bis vier Wochen, bis man etwas von der Wirkung merkt, weil im Zellkern komplizierte Prozesse umgestellt werden. Bis sich nach dem Absetzen im Zellkern alles so umgestellt hat, wie es ohne Tabletten war, würde es ebenfalls zwei bis vier Wochen dauern.

Das heißt: Egal, was der Patient in den ersten zwei, drei Wochen berichtet, gehe ich in der Regel nicht davon aus, dass es wieder eine depressive Episode ist. Das ist im Zweifel ein Absetzsymptom und kein Wiederauftreten der Depression. Die zweite Regel: Ich erwarte schon typische Symptome der Depression, also Freudlosigkeit, Antriebsmangel, Interessenverlust, bevor ich denke, das könnte eine depressive Episode sein. Die Absetzerscheinungen sind ja oft körperliche Wahrnehmungen und Unwohlsein bei sonst nicht gekippter Stimmung. Damit lassen sich schon relativ viele Situationen erkennen.

„Ich rate immer zum Ausschleichen."

Was sind die wichtigsten Ratschläge, die du den Patienten mit auf den Weg gibst? Ist es wirklich – wie bei der von dir zitierten Studie – egal, ob man ausschleicht oder abrupt absetzt? Unsere Erfahrungen sprechen ganz klar eine andere Sprache. Und viele Leser berichten von großen Problemen nach abruptem Absetzen ...

Wenn der Patient es mir in die Hand gibt, dann setze ich immer aufs Ausschleichen, obwohl die Metaanalyse sagt, dass es nichts bringt. Dann können sich beide Seiten daran gewöhnen. Manchmal will man Tabletten auch wegen der Nebenwirkungen loswerden. Wenn man die Dosis reduziert, gibt es bei einer niedrigen Dosis oft gar keine Nebenwirkungen mehr. Dann entscheidet sich der Patient häufig, die niedrigere Dosis noch einmal ein halbes Jahr beizubehalten, weil er sich damit sicherer fühlt. Ich rate immer zum Ausschleichen, weil ich nicht glaube, dass es genauso schlecht verträglich ist wie das schlagartige Absetzen.

Gibt es unterstützende Maßnahmen, die aus deiner Sicht hilfreich beim Absetzen sind, wie zum Beispiel die richtige Ernährung, Sport, Entspannung?

Vorne weg: Ich glaube, die schlimmste Nebenwirkung der Antidepressiva ist, dass die Patienten dazu neigen, nicht mehr die Dinge mit voller Energie anzugehen, die gut gegen die Depression wären. Zum Beispiel Konflikte lösen, Tagesstruktur herstellen, Sport machen. Wenn sie dann ein Antidepressivum bekommen und es heißt „Nehmen Sie das ein, in vier Wochen wird alles besser.", dann denken die Patienten, dass sie nur noch abwarten müssen. Deswegen kann es sehr hilfreich sein, den Patienten zu sagen, dass die anderen Dinge im Vordergrund stehen. Wir können eine Tablette zur Unterstützung geben, müssen aber nicht.

„Ich hoffe, dass Antidepressiva in der Zukunft realistischer eingeschätzt werden."

Wenn die Entscheidung gegen das Medikament fällt, dann ist es klar, dass es jetzt auf die angesprochenen Maßnahmen, das Leben anders zu gestalten, ankommt. Wenn wir mit Patienten vereinbaren, Antidepressiva abzusetzen, sprechen wir natürlich viel darüber, was sie sonst gegen die Depression tun können. Denn die war ja unzweifelhaft da, sonst hätten sie keine Medikamente bekommen. Sport, Tagesstruktur, Konflikte lösen, wieder einen Lebensrhythmus aufbauen, der mit einem selbst gut vereinbar ist: Das ist alles super wichtig.

Wie siehst du die Entwicklung bei den Antidepressiva? Wird nach Medikamenten geforscht, die besser verträglich sind als bisherige und nicht so große Probleme beim Absetzen bereiten?

Ich weiß nicht, wie die Entwicklung sein wird. Ich hoffe nur, dass Antidepressiva in der Zukunft realistischer eingeschätzt werden. Das bedeutet, dass sie bei den Schwerkranken in einem besseren Licht erscheinen und bei den leichter Erkrankten individueller wahrgenommen werden und geprüft wird, was dieser Mensch wirklich braucht. Und dass diese Prüfung nicht mit Tabletten beendet ist, sondern andere Maßnahmen wieder mehr Wertschätzung bekommen. Und dass der Glaube, dass Antidepressiva alles richten können, relativiert wird.

Deshalb finde ich das Projekt richtig, ein Buch darüber zu schreiben, wie und wann man Antidepressiva absetzt. Schließlich geht es darum, die Dinge wieder differenzierter zu sehen. Ich würde es sehr begrüßen, wenn sich das in die Richtung entwickelt.

Kapitel 5

11 wertvolle Tipps für das Absetzen

Unsere Tipps basieren auf den Erfahrungen, die wir und andere Betroffene, die wir persönlich kennen, beim Absetzen von Antidepressiva gemacht haben. Zusätzlich haben wir für dieses Buch intensiv recherchiert. Es handelt sich um Vorschläge und keine medizinischen Empfehlungen, die ausschließlich von einem Arzt gegeben werden können und dürfen.

1. Nicht eigenmächtig, nicht alles auf einmal

Bevor du die Dosis reduzierst, halte bitte Rücksprache mit deinem Arzt und deinem Therapeuten. Du solltest diese Entscheidung nicht ohne entsprechende Vorbereitung oder spontan treffen. Bitte setze keinesfalls deine Medikamente einfach ab, z.B. wenn sie dir ausgehen. Wenn du Antidepressiva abrupt weglässt, erhöht sich die Wahrscheinlichkeit, dass du unter Absetzsymptomen leidest.

Sprich am besten mit deinem Arzt und deinem Therapeuten über deine Ängste. Gemeinsam könnt ihr herausfinden, welche Ängste der Situation angemessen und welche möglicherweise übertrieben sind. Dann gilt es zu überlegen, wie du mit deinen Ängsten umgehen kannst und ob es Wege gibt vorzusorgen (siehe auch Kapitel 6: Die Angst vor dem Absetzen). Wenn du deinem Arzt nicht vertraust, dann suche nach einem, bei dem du dich gut aufgehoben, unterstützt und verstanden fühlst. Informiere dich über das, was auf dich zukommt (was du mit dem Lesen dieses Buches ja bereits tust) – damit du nicht vorschnell entmutigt aufgibst.

Bitte teile deinem Arzt auch Erfahrungen mit, die du vielleicht bereits mit dem Absetzen gemacht hast (Absetzversuche mit oder auch ohne ärztliche Begleitung, wenn du die Medikamente vergessen hast).

2. Im Dialog bleiben

Für die Zeit des Ausschleichens sind weitere Termine mit deinem Arzt sinnvoll, damit ihr gemeinsam beobachten könnt, wie es dir geht und ob du dir mehr Zeit nehmen solltest. Ideal ist es, wenn du eine Art Tagebuch führst, damit du deine Erfahrungen anderen vermitteln kannst (siehe Punkt 8: „Beobachte dich").

Wichtig: Wenn es dir sehr schlecht geht, du in eine Krise gerätst, vielleicht sogar Gedanken hast, dich selbst oder andere zu verletzen, kontaktiere unbedingt sofort deinen Arzt und – falls nötig – nimm deine Medikamente wieder ein!

3. Den richtigen Zeitpunkt wählen

Finde heraus (am besten gemeinsam mit deinem Arzt und Therapeuten), wann der richtige Zeitpunkt für das Absetzen gekommen ist. Wenn in deinem Leben gerade größere Umbrüche oder wichtige Entscheidungen anstehen, dir etwas starke Sorgen bereitet, dann warte lieber noch ab. Manche empfehlen auch, mit dem Absetzen auf den Frühling/Sommer zu warten, da im Herbst und Winter der Serotoninspiegel niedriger sein kann und sich bei vielen mit dem Wetter auch die Stimmung eintrübt. Denk darüber nach, am Anfang oder Ende des geplanten Zeitraums eventuell Urlaub zu nehmen und eine ruhige, geschützte Umgebung aufzusuchen, in der dich niemand unter Druck setzt und du nicht funktionieren musst.

Folgende Fragen solltest du dir vor dem Absetzen ehrlich beantworten:

- Hast du bereits einen geregelten Tagesablauf?

- Hast du stabile Beziehungen?
- Hast du dich weiterentwickelt und neue Strategien, um mit Belastungen, schwierigen Gefühlen oder schlechten Tagen umzugehen?
- Hat sich der Zustand, der zur Einnahme von Antidepressiva geführt hat, deutlich verbessert?
- Bist du in einer ruhigen, stabilen Phase deines Lebens?
- Stehen größere Veränderungen oder Herausforderungen an (z. B. ein Umzug, ein Jobwechsel, eine OP, auch freudige Ereignisse wie eine Hochzeit)?
- Wenn bestimmte Lebensumstände zu deiner Erkrankung geführt haben: Haben sich diese verändert?
- Ist die Jahreszeit für dich geeignet? (Neigst du z. B. im Winter zu einer niedergeschlagenen Stimmung?)

Du solltest möglichst viele dieser Fragen mit „Ja“ beantworten können – außer natürlich der Frage nach anstehenden großen Veränderungen. Mach dir bitte ein realistisches Bild davon, ob jetzt der richtige Zeitpunkt ist oder ob es günstiger wäre, noch ein wenig Geduld zu haben.

4. Mach es nicht alleine

Du brauchst Unterstützung für diesen Schritt. Jemanden, der dich motiviert, wenn du einen schlechten Tag hast. Den du, falls nötig, mitten in der Nacht anrufen kannst. Menschen, die an dich glauben und dir den Rücken stärken (siehe auch Kapitel 7: Das richtige Umfeld schaffen). Im Idealfall sollten dein Partner, deine Familie, enge Freunde Bescheid wissen und erfahren, was für dich hilfreich wäre. Wenn es Dinge gibt, von denen du weißt, dass sie dir guttun (Massage, Homöopathie, Körperarbeit, Reiki u. a.), dann nimm diese nun in Anspruch.

5. Lass dir Zeit

Geduld ist ein sehr wichtiger Begleiter für die Zeit des Ausschleichens. Schnelle Schritte können kontraproduktiv sein und erhöhen die Wahrscheinlichkeit für Absetzsymptome. Besonders, wenn du die Medikamente über einen längeren Zeitraum eingenommen hast, solltest du sehr langsam vorgehen. Dr. Joseph Glenmullen, ein bekannter amerikanischer Arzt, der mehrere Bücher zum Thema Antidepressiva geschrieben hat, gibt die Empfehlung, die Dosis alle drei bis fünf Wochen in kleinen Schritten zu reduzieren. So kann sich der Körper zwischendurch wieder erholen und an die neue Dosis gewöhnen. Erst wenn du den Eindruck hast, dass du dich von dem letzten Reduktionsschritt erholt hast, solltest du weitermachen. Sonst verlängere die Zeitabstände zwischen den Schritten und/oder mache den nächsten Schritt in Bezug auf die Dosisreduktion kleiner.

Manche Fachleute empfehlen das Absetzen in 10-Prozent-Schritten (also z. B. von 50 mg auf 45 mg). Bei Tabletten ist das aber nicht immer durchführbar.

Bitte stell dich darauf ein: Manchmal kann das Ausschleichen Monate oder sogar Jahre dauern. Das soll dir nicht Angst machen, sondern dich motivieren, geduldig zu sein und realistische Ziele zu setzen. Die Zeit ist in jedem Fall auf deiner Seite. Wenn du Absetzsymptome spürst, kann dieser Gedanke hilfreich sein.

Auch wenn du keine Symptome wahrnimmst, solltest du das Tempo nicht erhöhen, um deinem Körper die Zeit zu geben, die er braucht, um mit dieser Veränderung mitzugehen.

Manche Betroffene machen die Erfahrung, dass gerade der letzte Schritt – also auch die letzte Dosis wegzulassen – zu Absetzsymptomen führt, da nun das Medikament komplett aus dem Körper ausgeschwemmt wird. Hier ist also Achtsamkeit gefragt und möglicherweise ist es sinnvoll, noch einmal das Tempo zu verringern.

6. Mach dir einen Plan

Wenn du über einen längeren Zeitraum absetzt, dann mach dir einen Plan, damit du auf dem Weg nicht durcheinandergerätst. Ich (Melanie) habe mir eine Tabelle ausgedruckt und darin die jeweilige Dosierung jedes Medikaments für jeden Tag eingetragen. Das Blatt Papier habe ich mir an den Badezimmerspiegel gehängt und dann nach der Einnahme immer abgehakt.

Überprüfe am besten mit deinem Arzt, ob und wie du die geplanten Reduktionsschritte vornehmen kannst. Manche Tabletten gibt es in verschiedenen Dosierungen, die das erleichtern. Eventuell lohnt sich die Anschaffung eines Tablettenschneiders (gibt es schon für zwei bis drei Euro). Mit Antidepressiva in Tropfenform geht das Absetzen häufig noch leichter. Schwieriger ist es, wenn es sich um Kapseln handelt.

7. Versuch, offen zu bleiben

Das eine Rezept für alle gibt es nicht (und wenn dir jemand von seinem Patentrezept erzählt, bleib kritisch). Jeder darf seinen ganz individuellen Weg durch diese Zeit finden. Die einen setzen Medikamente ohne Probleme einfach ab, für andere ist es schwierig. Versuch, dich nicht zu sehr unter Druck zu setzen und möglichst offen zu bleiben für das, was geschieht. Wenn du das Schlimmste erwartest, kann das zur selbsterfüllenden Prophezeiung werden oder psychosomatische Beschwerden auslösen (die du dann möglicherweise als Absetzsymptome interpretierst, siehe Kapitel 6: Die Angst vor dem Absetzen). Stattdessen kannst du an einer positiven Vorstellung von der Zeit danach arbeiten, Vertrauen und Zuversicht bewusst kultivieren und stolz auf dich sein, diesen Schritt zu wagen.

Sollte es diesmal mit dem Absetzen nicht klappen, interpretiere es nicht als Versagen oder Scheitern, sondern als Lernschritt. Stell erst deine Stabilität wieder her, bevor du es noch einmal versuchst (vielleicht langsamer oder anders).

8. Beobachte dich

Bleib gut in Kontakt mit dir selbst, hör deinem Körper und deinem Inneren zu – ohne paranoid auf Absetzsymptome zu warten. Du machst es dir und deinem Arzt/Therapeuten leichter, wenn du in einem Tagebuch festhältst, welche körperlichen und psychischen Symptome du wahrnimmst und ob sich deine Stimmung verändert hat.

Bekannte Absetzsymptome sind beispielsweise Ängste, Schlafstörungen, Kopfschmerzen, grippeähnliche Symptome, depressive Verstimmung, Schwindel, Müdigkeit, Zittern, Atemprobleme, Gedächtnisstörungen, starke Emotionen, unwillkürliche Bewegungen, Muskelzucken, Übelkeit und Unruhe.

Wichtig: Die Symptome, die während des Absetzens auftreten, ähneln manchmal den Symptomen der ursprünglichen Erkrankung, deretwegen die Antidepressiva verschrieben wurden. Das bedeutet aber nicht unbedingt ein Wiederauftreten der Depression. Berate dich hier bitte mit einem Arzt, dem du vertraust und der dich gut kennt. Es gibt einige Hinweise, die bei der Orientierung helfen können (z. B. das Timing, die Dauer oder die Form der Symptome). Es kann sinnvoll sein, etwas abzuwarten, um festzustellen, ob die Symptome nachlassen (was darauf hinweist, dass sie mit dem Absetzen zu tun haben).

Womit du rechnen solltest, ist, dass du Gefühle und Empfindungen wieder intensiver wahrnimmst. Möglicherweise haben die Antidepressiva dein Erleben einfach etwas gedämpft. Du solltest dich darauf vorbereiten um dann in der Lage zu sein, mit diesen Gefühlen umzugehen (siehe Punkt 9).

9. Sei vorbereitet

Schon bevor du anfängst, deine Antidepressiva abzusetzen, solltest du alternative Bewältigungsstrategien entwickelt haben. Finde Dinge, die für dich hilfreich sind (beispielsweise mit anderen Menschen über deine Gefühle und Gedanken sprechen, in Selbsthilfegruppen gehen, um Hilfe bitten, Sport/Bewegung, Psychotherapie, eine spirituelle Praxis, eine ausgewogene Ernährung, Entspannungstechniken).

Finde deine ganz eigene Medizin und das, was DIR guttut. Du solltest bereits Routine mit diesen Werkzeugen und ein gewisses Vertrauen entwickelt haben, BEVOR du dich für das Absetzen der Medikamente entscheidest (umfangreiche Tipps dazu gibt es in den Kapiteln 9 und 10). Übe Entspannungstechniken eine Weile, damit sie dann – wenn du vielleicht mit schwierigen Emotionen oder unangenehmen Körperempfindungen in Kontakt bist – gut abrufbar sind und wirken können. Wir sind Gewohnheitstiere. Gib deinem Körper und deinem Gehirn die Chance, sich an gewisse Muster, Sätze, Dinge oder Übungen zu erinnern, wenn es für dich anstrengend oder herausfordernd wird.

Empfehlenswert ist auch, einen hilfreichen „Notfallkoffer" vorzubereiten (z. B. mit Musik, die dir guttut, einer Notiz oder einem Lieblingsbuch) oder nahe Freunde darüber zu informieren, welche Werkzeuge du parat hast, damit sie dich im „Notfall" daran erinnern können. Das mag dir vielleicht komisch vorkommen. Aber ich (Melanie) kenne es durchaus, dass mir an guten Tagen völlig klar ist, was hilfreich für mich ist, während ich diese Info an schlechten Tagen nicht so einfach abrufen kann. Daher hat sich für mich eine solche Liste absolut bewährt.

Zusammengefasst: Erst in einem herausfordernden oder sehr emotionalen Moment mit dem Meditieren, Sport oder einer Ernährungsumstellung zu beginnen, ist deutlich schwieriger als zu einem Zeitpunkt, in dem es dir gut geht und du stabil bist. Nutze den Gewohnheitseffekt im positiven Sinne und trainiere dir die Mittel an, die dir guttun.

10. Lerne dich gut kennen

Ängste oder Depressionen können Anzeichen dafür sein, dass es etwas in deiner Vergangenheit gibt, was verarbeitet werden will oder eine Situation in deiner Gegenwart, die nicht gesund für dich ist. Es ist gut möglich, dass manches wieder hochkommt, das du durch die Medikamente nicht so gespürt hast. Du kannst dich darauf vorbereiten, indem du dir gute therapeutische Unterstützung holst, alte Verhaltensweisen überprüfst und vielleicht einmal neue Verhaltensweisen wagst. Außerdem helfen dir Werkzeuge, die dich vor einem Rückfall bewahren (siehe Punkt 9).

Vergiss bitte nicht: Kein Tag ist wie der andere. Starke oder unangenehme Emotionen sind nicht unbedingt ein Zeichen für eine Krise, sondern manchmal einfach da und haben ihre Berechtigung. Erlaube dir also deine Gefühle – ohne sofort an einen Rückfall oder Absetzsymptome zu denken. Achte darauf, dass du im Hier und Jetzt bleibst und nicht die Gegenwart mit der Vergangenheit verwechselst (z. B. die frühere Zeit der Depression mit einem düsteren Regenwettertag, an dem einfach mal alles schiefgeht).

Um Stressreaktionen deines Körpers zu vermeiden, versuch dich lieber auf das zu fokussieren, was dir jetzt, hier und heute gut tut, anstatt über die Vergangenheit nachzugrübeln oder dich in Zukunftsängsten zu verlieren.

11. Setz dich und dein Wohlbefinden an erste Stelle

Das Absetzen von Antidepressiva braucht Zeit. Betrachte es als dein Projekt und mache es zu deiner Priorität. Achte jetzt besonders auf deine Gesundheit und dein Wohlbefinden, eine ausgewogene Ernährung und ausreichend Bewegung (siehe Kapitel 9) sowie regelmäßige Ruhezeiten.

Verbanne Alkohol und Drogen zumindest für eine Weile (und am besten für immer) aus deinem Leben. Der vermeintliche Vorteil dieser Substanzen, für gute Laune zu sorgen, kann sich ins Gegenteil verkehren und bei manchen Betroffenen sogar Depressionen und Psychosen auslösen. Ich (Melanie) habe erkannt, dass Alkohol bei mir fast immer zu einem Stimmungstief führt, das mindestens einen Tag anhält. Deshalb wäge ich den Konsum sorgfältig ab und verzichte bewusst darauf, wenn ich mich nicht stabil fühle.

Sei dir bewusst, dass selbst Koffein und Zucker deine Stimmungslage beeinflussen können.

Du kannst deinem Körper und deiner Seele beim Absetzen von Antidepressiva einen Gefallen tun, indem du für ausreichend Entspannungspausen und eine gesunde Schlafroutine sorgst. Wenn du nicht schlafen kannst, versuche, Stress noch weiter zu reduzieren, dich regelmäßig zu bewegen, eventuell auf Koffein und direkt vor dem Zubettgehen auf die Nutzung von PC, Tablet und Handy zu verzichten. Hier können auch pflanzliche Arzneien oder Entspannungstechniken wie Meditation oder sanftes Yoga hilfreich sein.

Die 5 wichtigsten Tipps

- Setze deine Medikamente niemals ohne Rücksprache mit deinem Arzt und/oder deinem Therapeuten ab. Wenn er dich nicht unterstützt, dann versuche einen Arzt/Therapeuten zu finden, der dich versteht und begleitet.
- Sei ehrlich zu dir selbst, ob es der richtige Zeitpunkt für einen Absetzversuch ist und du stabil genug bist. Lass dir Zeit und erzwinge nichts!
- Mach dir bewusst, welche Werkzeuge dir zur Verfügung stehen, wenn Emotionen eventuell wieder stärker spürbar werden oder Absetzerscheinungen auftreten. Such dir so viel Unterstützung wie möglich und versuch, offen und zuversichtlich zu bleiben.
- Lass niemals alle Medikamente auf einmal weg. Es hat sich bewährt, Antidepressiva langsam auszuschleichen, um das Risiko für Absetzerscheinungen zu minimieren.
- Wenn es dir sehr schlecht geht, such dir unbedingt Hilfe und nimm gegebenenfalls deine Medikamente wieder ein!

Kapitel 6

Die Angst vor dem Absetzen

Vielleicht nimmst du schon längere Zeit, möglicherweise jahrelang, Antidepressiva ein. Sie geben dir eine gewisse Sicherheit, sind dein Schutzmantel, deine Versicherung gegen schlimme Zeiten, die du nicht mehr erleben willst. Vielleicht hat dir dein Arzt erklärt, dass die Medikamente für dich unverzichtbar sind, dass du sie am besten lebenslang nehmen sollst. Vieles in deinem Leben hat sich um das Medikament bzw. die Medikamente gedreht.

Jetzt hast du dich nach sorgfältiger Abwägung und Prüfung deiner gesundheitlichen Lage – im Idealfall im Konsens mit deinem Arzt – dazu entschieden, die Antidepressiva abzusetzen.

Ab diesem Moment tauchen verständlicherweise viele Fragen auf:

- Was passiert mit mir, wenn ich keine Medikamente mehr nehme?
- Bin ich wirklich so weit, ein Leben ohne Antidepressiva zu führen?
- Wie sieht überhaupt ein Leben ohne Antidepressiva aus?
- Bekomme ich einen schlimmen Rückfall, weil ich doch auf das Medikament angewiesen bin und das ganze Leiden geht wieder von vorne los?
- Vertraue ich mir selbst an schlechten Tagen und vertrauen mir auch meine Angehörigen? Oder haben sie auch große Angst vor meiner Entscheidung?

- Wie wird mein Arzt/Therapeut reagieren, wenn es mir beim Absetzen schlecht gehen sollte?

Dass diese Fragen auftauchen, ist absolut verständlich. Dieser Schritt erfordert ein hohes Maß an Eigenverantwortung und Mut. Kein Wunder, dass bei vielen nun die Angst vor dem Absetzen ins Spiel kommt.

Die wichtigste Botschaft: Nimm diese Angst bewusst wahr! Mach dir klar, dass du bei dieser bedeutenden Änderung in deinem Leben durchaus aufgeregt sein darfst. Aber tu dir den größtmöglichen Gefallen und kreise – wenn es irgendwie geht – nicht die ganze Zeit um diese ängstlichen Gedanken. Wahrscheinlich hast du schon jede Menge Schreckensmeldungen über missglückte Absetzversuche gelesen. Vielleicht reden dir deine Angehörigen hinein und wollen, dass du deine Entscheidung rückgängig machst. Möglicherweise ist dein Arzt sehr skeptisch, weil er die langjährige Einnahme von Antidepressiva als den sichereren Weg sieht.

Das alles kann dir Angst einflößen. Die Frage ist nur, wie du damit umgehst. Letztlich ist Angst nichts, was vom Himmel auf dich herabfällt. Angst ist ein Verhalten. Du bestimmst in jeder Sekunde, wie sehr sie dich in den Griff nehmen kann. Oder auch nicht. Das ist ganz wichtig zu wissen. Die Angst bleibt nur da, wenn du ihr den Raum lässt. Wenn du zulässt, dass deine Gedanken sich nur noch um das eine Thema drehen: „Was ist, wenn …?“ und dir dabei das Schlimmste ausmalst. Wenn du dich in den Strudel hineinreißen lässt und dir selbst glaubst, dass diese Gedanken stimmen. Wenn du dir also das Schreckensszenario selbst entwirfst, das – ständig von immer neuen Horrorgedanken und schlechten Gefühlen befeuert – irgendwann zur Realität wird.

Praxisbeispiel: Eine Ausgangssituation, zwei verschiedene Wendungen

Klingt das alles ziemlich theoretisch für dich? Dann versuchen wir, es mit einem praktischen Beispiel zu erklären.

Nehmen wir einen Mann, der beschlossen hat, seine Antidepressiva abzusetzen und spielen zwei Fälle durch:

Fall 1: Der Mann ist ein wenig unsicher und weiß nicht, ob er das Richtige tut. Manchmal erschrickt er wegen seines Mutes, doch ist er 100 Prozent davon überzeugt, die beste Entscheidung getroffen zu haben. Wenn ihm ängstliche Gedanken kommen, nimmt er sie bewusst wahr, misst ihnen aber keine weitere Bedeutung bei. Vielleicht lacht er auch ab und an darüber, was sein jahrelang so gut auf Angst trainiertes Hirn zusammenspinnt. Er lässt die Angst da sein und vorbeirauschen, danach konzentriert er sich wieder voll auf sein Ziel.

Fall 2: Der Mann ist ein wenig unsicher und weiß nicht, ob er das Richtige tut. Eigentlich will er ja absetzen, doch kann das wirklich gut gehen? Seine Gedanken drehen sich nur noch darum, wie heftig die Absetzsymptome werden und in welcher Klinik er sich nach seinem wahrscheinlichen Rückfall am besten behandeln lässt. Er beginnt das Absetzen mit schlechtem Gewissen und beobachtet seinen Körper penibel. Jede minimale Veränderung nimmt er als Absetzsymptom wahr. Er wusste es doch, dass die Sache nicht gut gehen kann. Er wird immer unruhiger, schläft schlechter, zittert immer wieder, bekommt Herzrasen oder Herzstolpern, schwitzt viel und sein Magen spielt verrückt. Panik macht sich breit.

Im ersten Fall wird der Mann von seiner positiven Einstellung profitieren. Diese verhindert zwar keine Absetzsymptome – falls solche auftreten sollten –, aber er dürfte leichter an sein Ziel kommen. Denn der zweite Fall zeigt: Dieser Mann benötigt gar keine Absetzsymptome, damit es ihm schlecht geht. Er macht sich seine Symptome allein durch die Angst vor dem Absetzen schon selbst.

Hierbei handelt es sich um den sogenannten Nocebo-Effekt. Nocebo kommt aus dem Lateinischen und heißt wörtlich übersetzt: „Ich werde schaden." Der Effekt tritt dann auf, wenn Menschen fest von der negativen Wirkung einer Handlung oder eines Medikaments überzeugt sind – selbst wenn diese rein naturwissenschaftlich gesehen gar keine Wirkung haben. Mit Sicherheit kennst du Placebos („Ich werde heilen"), also (Schein-)Medikamente, die nur aufgrund der positiven Erwartungshaltung eine Verbesserung beim Patienten bringen. Beim Nocebo-Effekt zeigt sich genau die gegenteilige Wirkung. Zum Beispiel, wenn jemand die Packungsbeilage eines Medikaments liest und Nebenwirkungen spürt, obwohl er das Medikament noch gar nicht eingenommen hat. Das bloße Wissen um die Nebenwirkungen kann also schon ausreichen, um diese wahrzunehmen. Ähnlich verhält es sich bei vielen anderen Dingen, die wir als potenziell gefährlich für unsere Gesundheit einstufen oder die uns in den Medien als gefährlich eingeredet werden.

Sei dir über die Folgen deiner Erwartungshaltung bewusst

Kurz gesagt: Du kannst fast jedes Symptom und jede Krankheit dieser Welt bekommen, wenn du nur fest genug daran glaubst. Unser Gehirn macht das möglich. Deshalb ist es so wichtig, dass du dir über die Folgen einer extrem negativen Erwartungshaltung bewusst bist. Wenn du mit dem Gedanken ans Absetzen gehst: „Ich bin krank und brauche das Medikament", tust du dir keinen Gefallen. Denn die Angst vor dem Absetzen gibt es und macht vielen Betroffenen das Leben unnötig schwer. Oft vermischt sie sich leider mit Ängsten, die zuvor durch die Einnahme des Antidepressivums gedämpft worden waren und jetzt wieder aufflackern können. Es ist dann schwierig zu unterscheiden, was nun woher rührt. Das soll aber kein Grund sein, nun Angst vor der Angst vor dem Absetzen zu bekommen. Im Gegenteil.

Deshalb stellen wir in den nächsten beiden Kapiteln viele hilfreiche Dinge vor, mit denen du dich auf das große Ziel vorbereiten kannst. Denn eins ist klar: Je sicherer du dich fühlst, desto besser wird es dir gehen und desto weniger Angst wirst du im Vorfeld verspüren. Lies dir unsere Tipps zum richtigen Umfeld, zur gesunden Ernährung, zum Sport, zur Achtsamkeit, zur bewussten Ablenkung und zur Naturheilkunde durch und schaue, was dir bei der Vorbereitung helfen kann. Denn deine größte Hilfe ist, wenn du das Absetzen mit einem guten Gefühl angehst und es nicht als Bedrohung ansiehst.

Vielleicht schaffst du es jetzt schon, deine Gedanken auf das große Ziel zu richten. Freust dich auf die Zeit danach. Ohne chemische Veränderung im Gehirn, ohne Befürchtung von Langzeitfolgen, ohne Dämpfung von Gefühlen.

Die beste Möglichkeit, wie du ein gewünschtes Ergebnis erreichen kannst: Stell dir jetzt schon vor, wie gut es dir damit gehen wird. Wie du dich hinterher fühlst, was du siehst, hörst. Mal dir ein detailliertes Bild davon in deinem Kopf, spür richtig hinein und genieße das starke Gefühl der Vorfreude. Mit diesen Gedanken kannst du das Katastrophenszenario durchbrechen und die Angst vor dem Absetzen verliert ihren Schrecken.

Die 3 wichtigsten Tipps

- Nimm bewusst wahr, dass es die Angst vor dem Absetzen gibt, doch kreise mit deinen Gedanken nicht die ganze Zeit darum.
- Mach dir klar, dass deine Erwartungshaltung direkten Einfluss auf deinen Zustand hat.
- Versuche, dir das positive Ergebnis vorzustellen, anstatt dir Schreckensszenarien auszumalen.

Kapitel 7

Über die Bedeutung des richtigen Umfelds

Menschen sind keine Einsiedlerkrebse. Für unsere Seele und unser Wohlbefinden ist ein unterstützendes Umfeld enorm wichtig. Vielleicht schaffen es ein paar Einzelkämpfer auch ohne andere Menschen – aber mit den richtigen Mitmenschen geht das Leben deutlich leichter. Diese Erfahrung haben wir beide schon oft gemacht und wählen heute sehr genau aus, mit wem wir unsere Zeit verbringen. Dein Umfeld ist dein Nährboden, dein Garten, in dem du entweder optimal genährt wirst und aufblühen kannst – oder in dem du verkümmerst, während das Unkraut um dich herum dir die Energie abzapft.

Hier ein paar Ideen und Impulse für deinen Weg:

Dein direktes Umfeld

Betrachte dein näheres Umfeld – Familie und Freunde – in einem ruhigen Moment genauer und notiere dir (ja, schreib es dir auf, damit du es in schwierigen Stunden parat hast), wer dich während der Zeit des Absetzens unterstützen kann.

- Wen kannst du anrufen, wenn es dir mal schlecht geht oder du an dir zweifelst?
- Wer motiviert und ermutigt dich?
- Wer hat ein offenes Ohr für deine Sorgen und wo kannst du dir auch mal eine Umarmung abholen, wenn du sie brauchst?
- Wer versteht, was du gerade erlebst und hat vielleicht selbst die eine oder andere Krise bewältigt?

- Wenn es mit deiner Familie nicht so gut läuft: Wen könntest du in deine „gewählte Familie“ aufnehmen?

Informiere die Menschen deines Vertrauens darüber, dass du deine Medikamente absetzen wirst. Am besten sagst du ihnen gleich, wie sie dich am besten unterstützen können. Wir denken oft, die anderen wüssten schon, was wir gerne von ihnen hätten. Aber das ist ein Irrglaube. Sprich Klartext, bitte konkret um Hilfe – du wirst sehen, dann bekommst du auch die Unterstützung, die du dir wünschst. Vielleicht gibst du deinen Vertrauten auch gleich eine Liste von Dingen, die dir guttun und an die sie dich erinnern können, wenn du einmal durchhängst (beispielsweise ein gemeinsamer Spaziergang, einen lustigen Film zusammen anschauen, etwas Nahrhaftes kochen).

Was du jetzt unbedingt brauchst, ist Selbstfürsorge. Dazu gehört auch, dass du dich nicht mit Energieräubern umgibst oder mit Menschen, die dich demotivieren, runterziehen oder verletzen. Achte konsequent darauf, wem du deine Zeit und Aufmerksamkeit widmest – denn beides hast du nur begrenzt zur Verfügung. Auch gemeinsames Jammern bringt dich jetzt nicht weiter. Such lieber bewusst die Nähe von Menschen, die dir Mut machen, dich unterstützen und dir ein gutes Gefühl geben. Glaub uns: Dieser Punkt ist unverzichtbar.

Dein Arbeitsplatz

Wenn du ein vertrauensvolles Verhältnis zu deinem Arbeitgeber hast, wäre es ideal, mit ihm über dein Vorhaben zu sprechen. Möglicherweise kann er dich ein paar Wochen lang entlasten, um gute Voraussetzungen für ein problemloses Absetzen der Medikamente zu schaffen.

Unsere Erfahrung und die Gespräche mit anderen Betroffenen zeigen, dass diese Art der offenen Gesprächskultur nicht in jedem Unternehmen vorherrscht. Wenn du deinen Vorgesetzten nicht informieren möchtest, solltest du mit deinem Arzt und/oder Psychotherapeuten darüber sprechen, welche Maßnahmen in deinem Fall sinnvoll und umsetzbar wären: Kannst du während der sensiblen Phasen des Absetzens Urlaub nehmen? Oder ist vielleicht sogar eine Krankschreibung angebracht, um die Stressbelastung möglichst gering zu halten?

Niemand profitiert davon, wenn du unter Absetzsymptomen leidest und dennoch versuchst, an deinem Arbeitsplatz heldenhaft zu funktionieren – und damit einen noch längeren Krankenstand riskierst. Andererseits kann eine erfüllende Arbeit dich in dieser Zeit positiv beeinflussen und ablenken.

Die Kraft der Gemeinschaft

Manchmal tut es gut, sich mit Menschen auszutauschen, die wissen, wie sich eine Panikattacke anfühlt, oder die auch schon Nebenwirkungen von Antidepressiva gespürt haben.

Inzwischen gibt es fast in jeder größeren Stadt Selbsthilfegruppen. Manche werden von einem Arzt oder Psychotherapeuten begleitet, andere organisieren sich selbst. Viele arbeiten nach dem Zwölf-Schritte-Programm, das ursprünglich für die Anonymen Alkoholiker entwickelt, inzwischen aber auch für verschiedene andere Süchte und Themen angepasst wurde (z.B. für Menschen, die in dysfunktionalen Familien aufgewachsen sind, mit psychischen Erkrankungen kämpfen oder sich co-abhängig verhalten) und vielen eine Orientierungshilfe auf dem Weg zur Genesung bietet.

In den Gruppen kannst du über Dinge sprechen, die für dein näheres Umfeld vielleicht nur schwer verständlich sind, neue

Kontakte knüpfen oder dir einen Sponsor (einen im Thema erfahrenen Begleiter), suchen, der mit dir z. B. die Zwölf Schritte durchgeht und in schwierigen Momenten für dich da ist. Vielleicht findest du sogar andere Teilnehmer, die gerade Antidepressiva abgesetzt haben oder noch auf dem Weg sind, mit denen du reden kannst.

Austausch im Web

Anonym, unverbindlich, unkompliziert: In Internet-Foren kannst du dich jederzeit und von jedem Ort aus mit Menschen austauschen. Wenn du dich noch nicht so recht in eine Selbsthilfegruppe traust, dann kann es ein erster Schritt sein, dir online Gleichgesinnte zu suchen. (Wobei wir dir klar empfehlen möchten, auch im „echten" Leben unterstützende Kontakte zu pflegen – denn kein Online-Buddy kann die Umarmung eines Freundes im richtigen Moment oder einen Lachflash in geselliger Runde ersetzen.)

Natürlich gibt es inzwischen zahlreiche Online-Foren für Menschen mit Depressionen, Angsterkrankungen und anderen psychischen Erkrankungen. Es gibt sogar ein eigenes Forum namens ADFD, in dem es um Nebenwirkungen und Absetzsymptome von Antidepressiva geht. In Kapitel 8 haben wir dem ADFD-Team ein paar Fragen zu seiner Arbeit gestellt.

Auch in anderen Foren findest du regen Austausch über Antidepressiva und das Absetzen. Es kann hilfreich sein, dort nachzulesen und nach Erfahrungen mit dem konkreten Medikament, von dem du dich verabschieden möchtest, zu fragen. Vielleicht findest du sogar jemanden, der gerade selbst dabei ist abzusetzen und ihr könnt euch online gegenseitig unterstützen.

Wichtig: Bitte sei bei deinen Recherchen im Internet besonders achtsam und kritisch! Dort finden sich viele angsteinflößende

Geschichten über das Absetzen von Antidepressiva und deutlich weniger mutmachende Berichte. Wer problemlos absetzt, ist in der Regel weniger geneigt, darüber in einem Forum oder Blog zu erzählen als jemand, dem es schwergefallen ist. Bitte erinnere dich stets daran, dass der Austausch mit anderen zwar hilfreich sein kann – aber jeder Mensch ganz individuelle Erfahrungen mit Antidepressiva macht und seinen eigenen Weg findet, diese abzusetzen. Informiere dich, aber lass dich nicht von der Panik anderer anstecken.

Die 3 wichtigsten Tipps

- Mach dir vor dem Absetzen eine Liste der Menschen, die du immer kontaktieren kannst (Familienmitglieder, Freunde, Bekannte aus der Selbsthilfegruppe, dein/e Therapeut/in, Kontakte aus einem Forum).
- Übernimm Verantwortung dafür, mit wem du deine Zeit verbringst. Nur in einem Umfeld, das dich wertschätzt, ermutigt und unterstützt, kannst du gesund werden/bleiben.
- Bitte um Hilfe! Wir sind soziale Wesen und brauchen einander. Spring über deinen Schatten und sag anderen, was du dir von ihnen wünschst.

Kapitel 8

Interview mit dem ADFD-Team

„Manchmal sind einfach nur Mut machende Worte gefragt."

Wenn Betroffene sich beim Reduzieren von Psychopharmaka von ihren Ärzten nicht oder nicht ausreichend unterstützt fühlen oder ihre Absetzsymptomatik nicht ernst genommen wird, finden sie Informationen, Unterstützung und Austausch im Online-Forum der privaten, unabhängigen Initiative ADFD (früher: Antidepressiva Forum Deutschland). Das Forum des ADFD wurde 2003 gegründet, um das körperliche Abhängigkeitspotential und die Absetzproblematik moderner Antidepressiva (z. B. SSRI und SNRI) und deren unerwünschte Nebenwirkungen zu thematisieren. Wir haben uns mit dem aktuellen Team über Erfahrungen und Erkenntnisse unterhalten.

Mischa: *Hallo, zuerst einmal wollen wir euch als Team für die wertvolle Arbeit danken, die das ADFD leistet. Stimmt ihr uns zu, wenn wir sagen: Das Absetzen von Antidepressiva ist eines der medizinischen Themen, das viel Verunsicherung bei den Betroffenen hervorruft, während sie vergleichsweise selten auf kompetente Hilfe in dieser schwierigen Phase hoffen können?*

Ja und nein. Der Sachverhalt ist um einiges komplexer. Das Problem beginnt schon damit, dass sich Patienten mit dem Wunsch, ihr Medikament abzusetzen, an den behandelnden Arzt wenden und dann oft als Feedback bekommen, das sei schnell und problemlos möglich. Eine Sache von einigen Wochen und dann sei es überstanden. Durch diese Einschätzung seitens der Ärzte, die nicht selten eine massive Fehleinschätzung ist, wird dem Betroffenen suggeriert, dass das Absetzen ein Kinderspiel sei. Umso irritierter sind dann alle Beteiligten, wenn es nicht so läuft wie erwartet.

Viele Patienten rechnen aufgrund der Verharmlosung des Absetzens durch die Ärzte ja überhaupt nicht mit Schwierigkeiten und gehen das Absetzen daher eher nicht verunsichert, sondern im Gegenteil „blauäugig“ oder „naiv“ an – diese Begriffe fallen des Öfteren bei uns im Forum, wenn die Absetzwilligen ihr Vorgehen mit unserer Hilfe reflektieren.

Völlig eurer Meinung sind wir aber, dass das, was folgt, wenn das Absetzen nicht so läuft wie erhofft, zu einer massiven Verunsicherung der Betroffenen führt. Dies beginnt damit, dass einige Ärzte die Dimension der Absetzbeschwerden (körperlicher, kognitiver und psychischer Natur) überhaupt nicht glauben wollen oder reflexartig sagen, es gäbe keine Absetzsymptome. Es geht damit weiter, dass auch nicht selten behauptet wird, dies sei gar keine Absetzproblematik, sondern die Rückkehr der Grunderkrankung. Und es endet häufig damit, dass sich Patient und Arzt ratlos gegenübersitzen, weil es auch keine adäquate „Therapie“ von Absetzsymptomen gibt, der Patient sich aber dringend Hilfe durch den Arzt erhofft, weil ihn das Absetzgeschehen körperlich wie auch psychisch teilweise an den Rand der Verzweiflung treibt.

Wie sieht die Hilfe aus, die solche Menschen von anderen Betroffenen und den Teammitgliedern im Forum bekommen?

Das Forum ermöglicht Hilfe auf verschiedenen Ebenen. Zuerst einmal treffen die Betroffenen bei uns auf Menschen, die ihre Beschwerden und Symptome ernst nehmen – und das oft zum ersten Mal, nachdem sie bei Ärzten und ihren Angehörigen auf Unverständnis gestoßen sind. Wir klären darüber auf, welche Prozesse im Körper vonstattengehen, wenn man ein Psychopharmakon absetzt und was passiert, wenn man dies zu schnell tut. Das Forum berät zu den Fragen, wie schnell Absetzen gehen soll und was dabei zu beachten ist. Wir geben Tipps, wie man sich bei Symptomen selbst helfen und wie man mit Entzugsschwierigkeiten allgemein umgehen kann.

Häufig nachgefragt wird auch, wie man sich eine spezielle Dosis „zusammenbröseln“ kann, die man benötigt - hier haben wir mittlerweile umfangreiche Hilfen und Anleitungen, die bereits von anderen Betroffenen erfolgreich erprobt wurden.

> ***„Wir sind auf unterschiedlichsten Wegen zu der Überzeugung gelangt, dass psychische Störungen nicht vom Himmel fallen und ganzheitlich betrachtet und behandelt werden müssen.“***

Manchmal sind auch einfach nur tröstende und Mut machende Worte gefragt, wenn man denkt, dass gar nichts mehr geht.

Wir sind auf unterschiedlichsten Wegen zu der Überzeugung gelangt, dass psychische Störungen nicht vom Himmel fallen und ganzheitlich betrachtet und behandelt werden müssen. Wir betonen daher, dass Ursachenforschung und Therapie wichtig sind. Da Psychopharmaka die Symptome deckeln, aber nicht heilen, kann es zudem gut sein, dass man sich individuellen Problematiken (depressive Neigungen, ängstliche Vermeidungsstrategien o. ä.) wieder stellen und andere Wege finden muss, damit umzugehen.

Wir können auch mit hilfreichen Tipps zur Alltagsbewältigung zur Seite stehen oder können informieren, wo ein Betroffener Hilfe finden oder Unterstützung beantragen kann.

Die größte Hilfe aber ist es, dass die Betroffenen spüren, dass sie mit ihren Problemen nicht alleine sind und dass es jede Menge

„Mitleidende" gibt. Die gegenseitige Unterstützung untereinander ist für viele ein wichtiger Anker im Absetzprozess.

Das Absetzen von Antidepressiva stellt einen sehr individuellen Prozess dar, weshalb auch ihr vom ADFD nicht DEN Erfolgstipp geben könnt, der für alle funktioniert. Gibt es trotzdem eine Art Minimalkonsens, sprich eine Empfehlung, die nach eurer Erfahrung und der Studienlage für alle anwendbar ist?

Ja. Das ist das achtsame, sorgfältige und zeitlich großzügig geplante Ausschleichen des Antidepressivums. Wir sprechen hier nicht von Wochen, sondern von vielen Monaten bis hin zu ein bis zwei Jahren. Unsere Empfehlungen sind, dass man ein Absetztempo von 10-Prozent-Reduktionsschritten alle vier bis sechs Wochen einhält. Dies deckt sich mit positiven Erfahrungen aus dem großen amerikanischen Forum Surviving Antidepressants, die die 10-Prozent-Regel ebenfalls praktizieren. Individuell kann es sein, dass sogar nur 5-Prozent-Schritte möglich sind, während ein anderer evtl. etwas größere Schritte machen kann.

> ***„Ein Miteinander auf Augenhöhe wäre uns wichtig; ebenso ausreichend Zeit, wichtige Dinge zu erörtern und nicht in fünf Minuten aus dem Behandlungszimmer geschleust zu werden."***

Was ist euer größter Wunsch an die Fachwelt von Ärzten und Therapeuten, damit Betroffene endlich die bestmögliche Begleitung bekommen, wenn sie sich für das Absetzen von Antidepressiva entschieden haben?

Unser größter Wunsch ist es, endlich ernst genommen zu werden. Unsere Symptome sind keine Einbildung und wir haben auch alle nicht gleichzeitig zufälligerweise ein Rezidiv erlitten, als wir versuchten, unsere Antidepressiva abzusetzen. Das wäre doch etwas zu auffällig, oder? Ein Miteinander auf Augenhöhe wäre uns wichtig; ebenso ausreichend Zeit, wichtige Dinge zu erörtern und nicht in fünf Minuten aus dem Behandlungszimmer geschleust zu werden.

In Bezug auf Therapeuten fänden wir es ganz wichtig, von ihnen nicht unter Druck gesetzt zu werden – weder, dass man ein Antidepressivum nehmen muss, um therapiefähig zu sein, noch, dass man es weglassen muss, weil man sonst angeblich gar nicht an seine Gefühle herankäme. Diese Entscheidung und das Absetztempo sollte man den Betroffenen überlassen, die sich und ihren Körper in der Regel selbst am besten einschätzen können.

Kapitel 9

Unsere hilfreichsten Wegbegleiter beim Absetzen

Einige wichtige Dinge, die du beim Absetzen beachten solltest, haben wir schon erwähnt. Darüber hinaus gibt es vieles, was dir den Weg zu einem ausbalancierten Leben ohne Antidepressiva erleichtern kann, wie eine ausgewogene Ernährung, regelmäßige Bewegung im Freien oder der Einsatz von naturheilkundlichen Mitteln. Zudem lohnt es sich zu üben, wie man das eigene Kopfkino immer wieder unterbricht und sich stattdessen auf Dinge fokussiert, die Freude machen. Mit vielen Maßnahmen kannst du schon vor dem Absetzen beginnen, um dich optimal vorzubereiten und gestärkt die geplanten Veränderungen anzugehen.

Los geht's: Auf den nächsten Seiten stellen wir dir ausführlich unsere hilfreichsten Wegbegleiter beim Absetzen vor und teilen unsere Erfahrungen mit dir. Schau, was dich anspricht und was dir persönlich guttut.

Kapitel 9.1

Der Seele gute Nahrung gönnen

Eins vorweg (und bitte nicht enttäuscht sein): Du wirst hier nicht erfahren, welche der vielen Ernährungsformen – zum Beispiel Vegan, Paleo, Low Carb, Rohkost oder Clean Eating – die richtige, die beste, die gesündeste ist. Wir sind in diesem Bereich keine Experten; und selbst die streiten sich seit jeher über die optimale Ernährung für den Menschen. Gestern noch waren Fett und hohe Cholesterinwerte der größte Feind, heute sind es Zucker und Kohlenhydrate.

Wir interessieren uns mehr dafür, wer deine Freunde unter den Lebensmitteln und Inhaltsstoffen sind und wie sie dich beim Absetzen von Antidepressiva unterstützen können. Auch wenn in Sachen Ernährung wenig gewiss ist: Es gibt doch einige Empfehlungen, die durch Studien gestützt werden und die einen Selbstversuch wert sind. Denn – und davon sind wir beide überzeugt – letztlich kommst du auch in diesem Bereich nicht drum herum, deine ganz individuelle Wohlfühlernährung zu entdecken, indem du das eine oder andere ausprobierst und genau hin spürst, was dir guttut und was nicht (ganz egal, was Freund A oder Experte B dir empfehlen). Wir erzählen dir jetzt einfach, was uns während der Phase des Absetzens und darüber hinaus geholfen hat oder uns plausibel erscheint. Vielleicht spricht dich ja etwas davon an und macht dir Appetit darauf, einen genaueren Blick auf deinen Speiseplan zu werfen.

Du bist, was du isst

Wenn du jetzt abwinkst, weil du einen Zusammenhang zwischen deiner Ernährung und deiner Psyche für abwegig hältst, dann überzeugt dich vielleicht Folgendes: Es gibt inzwischen eine ganze Reihe von Studien, die zu dem Ergebnis kommt, dass Menschen, die viel frisches Gemüse, Früchte, Fisch und Vollkornprodukte essen, ein geringeres Risiko haben, an Depressionen zu erkranken. Dagegen steigert der erhöhte Konsum von industriell verarbeiteten Lebensmitteln, Frittiertem, Weißmehlprodukten und Süßigkeiten das Risiko für die Erkrankung. Es bleibt zwar im Detail offen, ob die Ernährung wirklich die Ursache für die düstere Stimmung ist, aber der statistische Zusammenhang lässt sich belegen.

Inzwischen wird an vielen Instituten weltweit zum Thema Ernährung und Psyche geforscht. Der Neurowissenschaftler Fernando Gómez-Pinilla, der an der UCLA – einer der renommiertesten Unis der Welt – arbeitet, wertete bereits 2008 im Fachmagazin „***Nature Reviews Neuroscience***" 160 Studien über die Wirkung von Essen auf das Gehirn aus. Sein Fazit: „Nahrung wirkt wie ein pharmazeutisches Präparat aufs Gehirn."

In Deutschland wird übrigens aktuell an der Universität Leipzig eine Studie über „Mood Food" durchgeführt.

Dein Bauchgefühl hat recht

Ein weiterer Zusammenhang, der durch die Forschung zunehmend bestätigt wird, ist jener zwischen dem Darm und unserer Stimmung bzw. unserem Gehirn. Der Darm ist ein wichtiger Teil unseres Nervensystems und in der Darmwand befinden sich mehr Nervenzellen als in unserem Rückenmark. Über den Vagusnerv ist er mit dem Gehirn in regem Austausch. Wir haben also tatsächlich ein „Bauchhirn" und über die sogenannte „Darm-Hirn-Achse" kann unser Darm für Unwohlsein und schlechte Gefühle sorgen (zum Beispiel bei Nahrungsmittelunverträglichkeiten und Darmerkrankungen). Und: Rund 95 Prozent unseres körpereigenen Serotonins wird in Darmzellen produziert. Es liegt also nahe, dass du über deine Ernährung Einfluss auf deinen Serotonin-Haushalt nehmen kannst (und genau das machen auch Antidepressiva).

Was die Wissenschaft ebenfalls seit einer Weile intensiv beschäftigt, ist der Zusammenhang zwischen der Darmflora und unserer Stimmung und unserem Verhalten. So konnte z. B. durch die Einnahme von Probiotika die Ängstlichkeit und Erschöpfung von Probanden gemindert und ihre Laune deutlich verbessert werden. Noch spektakulärer waren die Ergebnisse bei Mäusen. Aber da du wahrscheinlich keine Maus bist, vertiefen wir dieses Thema hier nicht weiter. Wenn du dazu mehr wissen willst, lies das empfehlenswerte Buch „Darm mit Charme“ von Giulia Enders.

Auch unsere individuellen Erfahrungen bestätigen einen Zusammenhang zwischen dem, was wir essen und wie wir uns fühlen. Ich (Melanie) fühle mich schon nach ein bis zwei Tagen, an denen ich für mich eher ungünstige Lebensmittel oder keine warmen Mahlzeiten esse, weniger stabil und mein Stimmungsbarometer sinkt. Auch für Mischa war die Umstellung der Ernährung ein wesentlicher Bestandteil seines Weges hin zu einem medikamentenfreien Leben. Glücklicherweise haben uns beiden ähnliche Dinge geholfen. Deshalb fiel es uns leicht, die folgenden Tipps für dich zusammenzustellen.

Worauf wir bei unserer Ernährung achten

Mischa hat in einem Blog-Beitrag mit dem Thema „Du bist dein bester Arzt“ schön zusammengefasst, wie unsere Ernährungsweise im Moment aussieht: „Eine ausgewogene Ernährung mit regionalen Bioprodukten und tendenziell vegetarischer Ausrichtung, aber ohne Dogma und Scheuklappen.“ Wie in anderen Bereichen sind wir auch bei diesem Thema keine Freunde von Extremen oder Gurus, die angeblich wissen, was für jeden gut ist.

1. Hochwertige, frische Lebensmittel

Wie bereits erwähnt, gibt es einige Studien, die einen Zusammenhang zwischen stark verarbeiteten Lebensmitteln bzw. Fast Food und Depressionen belegt haben. Kurz gesagt: Lebensmittel, die bereits um die halbe Welt gereist, durch viele Produktionsschritte gegangen und mit vielen Zusatzstoffen (Konservierungsmittel, Zucker, künstliche Aromen und Geschmacksverstärker) versehen sind, können nicht optimal für unsere Gesundheit sein. Um das nachzuvollziehen, reicht schon der gesunde Menschenverstand. Wir setzen daher auf hochwertige Lebensmittel und kochen beide überwiegend frisch. Wenn möglich, kommen saisonale, regionale und biologisch angebaute Produkte auf den Tisch.

Ob Bioprodukte nun wirklich gesünder sind als konventionell produzierte Nahrungsmittel, darüber streiten sich Forscher seit Jahren. Beide Seiten verfügen über Ergebnisse, die ihren Standpunkt unterstützen. Wir verlassen uns dabei auf unser Bauchgefühl. Unser Körper ist das wichtigste Fahrzeug, das wir in diesem Leben haben. Warum sollten wir also Billig-Benzin tanken und beste Ergebnisse erwarten?

2. Regelmäßig und ausreichend essen

Uns tut es gut, regelmäßig zu essen und zwischen den Mahlzeiten keine zu langen Pausen entstehen zu lassen. Das deckt sich auch mit den Empfehlungen von Experten, die den Zusammenhang zwischen Ernährung und Psyche intensiv erforscht haben, wie beispielsweise Julia Ross. Mahlzeiten auszulassen oder nur unregelmäßig zu essen, kann deinen Blutzuckerspiegel durcheinanderbringen – und damit auch deine Stimmung. Julia Ross schreibt: „Das einzige, was noch härter für Ihre Gemütslage ist als Junkfood, ist Diätkost.“

Dein Körper kann übrigens auch kein Serotonin produzieren, wenn du zu wenig oder nichts isst. Gerade während des Absetzens von Antidepressiva solltest du hier also für Regelmäßigkeit sorgen.

Für mich gehört Essen in gleichmäßigen Abständen inzwischen zu den täglichen Top-Prioritäten. Meine Erfahrung ist, dass es sich recht zügig negativ auf meine Stimmung auswirkt, wenn meine Basisbedürfnisse (Ernährung und Schlaf) nicht erfüllt werden.

Ebenso hat sich für uns beide als hilfreich und stimmungsstabilisierend erwiesen, möglichst oft warm zu essen. Wir haben diesen Tipp von Ayurveda-Experten erhalten und festgestellt, dass uns eine Ernährungsweise, die sich lose an den Prinzipien dieser uralten Gesundheitslehre orientiert, guttut. Die Empfehlung, möglichst warm zu essen, gilt aber nicht für jeden. Wenn dich dieser Ansatz interessiert, lohnt sich ein Termin bei einem erfahrenen Ayurveda-Ernährungsexperten, der deine Konstitution bestimmen und dir entsprechende Hinweise bezüglich deiner Ernährung und Lebensweise geben kann. Die ayurvedische Ernährungslehre ist ein eigenes Fachgebiet, das sich in vielen Aspekten von den Prinzipien der westlichen Ernährungswissenschaften unterscheidet. Wenn du in diesen eigenen Kosmos tiefer eintauchen willst, haben wir in unseren Literaturempfehlungen am Ende des Buchs ein paar Tipps für dich.

3. Nahrungsergänzungsmittel

Grundsätzlich versuchen wir, unseren Vitamin- und Mineralstoffhaushalt über eine gesunde Ernährung zu decken. Pillen haben wir lange genug geschluckt. Eine längere Einnahme von Medikamenten oder längere Phasen, in denen die psychische Belastung sehr hoch ist, können aber zu Defiziten führen, die sich über die Ernährung nur langsam wieder ausgleichen lassen. Daher kann der Griff zu einem Vitamin- oder Mineralstoffpräparat manchmal sinnvoll sein. Am besten besprichst du das mit einem Arzt oder Heilpraktiker. Idealerweise geht der Entscheidung eine Blutbildbestimmung durch ein Labor voraus.

Was uns hilft, unsere Nahrung zu komplettieren:

Vitamin B-Komplex

Ich nehme regelmäßig einen Vitamin-B-Komplex (inkl. Folsäure) ein. Die B-Vitamine sind wichtige „Nervennahrung“ und eine gute Versorgung vor allem bei hoher Stressbelastung und Erschöpfungszuständen. Studienergebnisse deuten sogar darauf hin, dass Folsäure antidepressiv wirken könnte. Interessant ist auch, dass B-Vitamine wichtig für die Serotoninbildung im Körper sind. Gerade in der Absetzphase macht es Sinn, den Körper bei der Regulierung des Serotoninhaushaltes zu unterstützen und für stressige Tage zu wappnen.

Vitamin D

Es gibt Studien, die zwischen einem niedrigen Vitamin-D-Spiegel und Depressionen einen Zusammenhang herstellen. Gerade Menschen, die auf mangelnde Lichtzufuhr mit einer gedrückten Stimmung reagieren (z. B. bei einer Winterdepression), wird häufig eine zusätzliche Vitamin-D-Zufuhr empfohlen.

Wir haben beide von unseren Ärzten diese Empfehlung bekommen und nehmen daher regelmäßig entsprechende Kapseln ein. Allerdings solltest du das nicht ohne Rücksprache mit deinem Arzt oder Heilpraktiker tun.

Magnesium

Auch zwischen Magnesiummangel und Depressionen soll es einen Zusammenhang geben. Einerseits könnte dies daran liegen, dass auch Magnesium – genau wie die B-Vitamine, Vitamin D oder Calcium – für die Bildung von Serotonin notwendig ist. Andererseits scheint sich ein zu niedriger Magnesiumspiegel direkt auf den Hypothalamus (eine wichtige Steuerzentrale des Nervensystems) und die Amygdala (Drüse, die im Gehirn für Angstreaktionen verantwortlich ist) auszuwirken.

Magnesium hat einen entspannenden, beruhigenden Effekt auf das Nervensystem und soll auch bei Reizbarkeit, Erschöpfung und Konzentrationsschwäche hilfreich sein. Wer großen Stress hat oder viel Sport macht, gerät eventuell in einen Mangelzustand. Daher nehme ich in Zeiten, in den denen ich viel arbeite oder viel Sport mache, zusätzlich Magnesium ein.

Omega-3-Fettsäuren

Eine Zeit lang habe ich auf Empfehlung meines ehemaligen Psychiaters auch Omega-3-Fettsäuren konzentriert eingenommen. Sie sind die Stars unter den Nährstoffen, wenn es um die Psyche geht. Es gibt inzwischen eine ganze Reihe von Studien, die eine positive Wirkung bei Depressionen nachweisen. Das Risiko, an Depressionen zu erkranken, ist umso geringer, je mehr Omega-3-Fettsäuren mit der Ernährung aufgenommen wird, wie zum Beispiel durch Fisch oder Leinöl.

Der wichtigste Bestandteil für einen antidepressiven Effekt scheint EPA zu sein (das ist eine Form, in der die Omega-3-Fettsäure zum Beispiel in Fischöl vorkommt). Offenbar ist ein möglichst hoher Anteil von EPA besonders hilfreich. David Servan-Schreiber hat in seinem Buch „Die Neue Medizin der Emotionen" den Omega-3-Fettsäuren ein ganzes Kapitel gewidmet und empfiehlt darin, dass ein Präparat idealweise mindestens siebenmal mehr EPA als die andere wichtige Omega-3-Fettsäure DHA enthalten sollte.

Was noch einen Versuch wert sein könnte:

Aminosäuren

Julia Ross empfiehlt in ihrem Buch „Was die Seele essen will" Aminosäuren als Alternative oder Ergänzung zu Antidepressiva. Ihre Erfahrung mit Hunderten Klienten zeigt, dass die Einnahme derartiger Nährstoffpräparate (z. B. Tryptophan, GABA) vielversprechend ist. Wenn dir Antidepressiva aus der Gruppe der SSRI oder SNRI geholfen haben, deutet das darauf hin, dass dein Serotoninspiegel einen erhöhten Einfluss auf deine Stimmung hat. Dann könntest du mit deinem Arzt oder Heilpraktiker darüber nachdenken, Tryptophan – eine Vorstufe von Serotonin – während der Absetzphase oder danach einzunehmen. Wichtig: Mit Tryptophan solltest du nicht im Alleingang experimentieren, solange du Antidepressiva nimmst, da die Kombination zu einem Serotonin-Syndrom (gefährlicher Serotonin-Überschuss) führen kann.

Eine gute Einführung in dieses Thema findest du übrigens in dem Webinar „Ernährung und Psyche" von Ernährungsexpertin Nadja Polzin.

4. Gute Fette

Das böse Fett ist plötzlich gut? Ja tatsächlich, das Image von Fett wurde in der näheren Vergangenheit durch viele Studien gerettet. Heute ist bekannt, dass gute Fette einen sehr wichtigen Beitrag zu unserer Gesundheit leisten. Dies gilt vor allem für die psychische Gesundheit, da Fette sehr wichtig für den Aufbau und die Funktion unseres Gehirns sind. Es besteht sogar zu einem größeren Teil aus Fett! Hier gilt ganz besonders die Devise: Du bist, was du isst. Also spar keinesfalls beim Einsatz der Öle und Fette in deiner Küche. Was denn nun genau gute und schlechte Fette sind, darüber streiten sich Generationen von Ernährungswissenschaftlern. Die absoluten All-Stars, die fast überall empfohlen werden, sind natives Olivenöl, Leinöl, Rapsöl, Kokosöl, Ghee (geklärte Butter) sowie Avocados.

Falls du immer noch zögerst, beim Ölverbrauch großzügig zu sein: Es gibt tatsächlich eine Studie, die zeigt, dass eine reduzierte Fettaufnahme die Stimmung der Testpersonen deutlich verschlechterte.

5. Was wir meiden

Zu viel Kaffee & Aspartam

Kaffee in rauen Mengen (das heißt für mich: mehr als zwei Tassen Espresso täglich) macht mich unruhig, zittrig und schlaflos. Ganz auf Kaffee verzichten möchte ich im Moment nicht. Unabhängig davon, wie gut du den leckeren Wachmacher zu vertragen meinst, hat der Kaffee-Konsum einen Haken: Koffein gehört zu den „Feinden des Serotonins", wie Julia Ross schreibt. Im Klartext heißt das, dass Koffein eine hemmende Wirkung auf Serotonin hat. Das gleiche gilt für Aspartam (einen gängigen Zuckerersatz, der unter anderem in Diätprodukten und Kaugummis häufig zu finden ist).

Alkohol

Wir beide haben die Erfahrung gemacht, dass Alkohol auf uns depressionsfördernd und angststeigernd wirkt. Ich (Melanie) habe festgestellt, dass ich nach zwei, drei Gläsern Alkohol nahezu immer ein massives Stimmungstief am nächsten Tag erleide. Daher trinke ich überhaupt keinen harten Alkohol mehr. Bier, Wein oder Schaumwein nur sehr selten und in geringen Mengen.

Ähnlich sieht es bei mir (Mischa) aus. Über viele Jahre meines Lebens habe ich meine Ängste – und später auch Depressionen

– mit Alkohol zu bekämpfen versucht. Als Momentaufnahme gelang das sehr gut. Für mich wirkte Alkohol als Allheilmittel bei Angst vor gesellschaftlichen Ereignissen, Appetitlosigkeit oder Nervosität schnell und zuverlässig. Für die kurzzeitige Erlösung oder Linderung von Panik und Depression habe ich einen hohen Preis bezahlt. Sobald die Wirkung des Alkohols nachgelassen hatte, folgten Durchschlafprobleme, Panikattacken, Gereiztheit, Unruhe und depressive Gefühle (im Volksmund als „Suff-Depression" bekannt).

Aus den Glücksgefühlen des Vortags wurden Folgetage voller Ängste und Niedergeschlagenheit.

Deshalb war vor dem endgültigen Absetzen der Antidepressiva für mich klar: völliger Verzicht auf Alkohol, um meinen Körper nicht zusätzlich zu belasten und unnötige Niedergeschlagenheit zu provozieren. Auch jetzt, ein gutes Jahr später, spielt Alkohol so gut wie keine Rolle mehr in meinem Leben. Kräutertee und Wasser sind die Getränke, die meine Seele frohlocken lassen. Ich habe acht Kilo abgenommen und bin fitter denn je. Früher brauchte ich Antidepressiva und Alkohol. Heute brauche ich nur noch Bewegung und gute Ernährung.

6. Bewusster Genuss erhöht die Lebensfreude

Für uns beide ist der Genuss von frisch und kreativ zubereiteten Gerichten ein wesentlicher Bestandteil unserer Lebensqualität. Bewusst zu genießen macht gute Laune und trägt bestimmt – da ist unser Bauchgefühl sich ganz sicher – zu einer ausgeglichenen Stimmung sowie physischer und psychischer Gesundheit bei. Daher gehört zu diesem Kapitel auch die Empfehlung, dein Essen, wann immer es dir möglich ist, mit allen Sinnen und ausreichend Zeit zu genießen und es nicht nebenbei hinunterzuschlingen. Vielleicht magst du öfter über den Markt schlendern und dich durch die Köstlichkeiten der Delikatessenhändler durchprobieren. Oder du gönnst dir wieder einmal ein Essen mit guten Freunden in deinem Lieblingsrestaurant. Wir sind uns fast sicher, dass das deiner Stimmung Aufwind gibt.

Aufgrund unserer Leidenschaft für kulinarische Genüsse lieben wir die vielseitige Ernährungsweise und stehen allen dogmatischen Ansätzen skeptisch gegenüber. Wir empfehlen dir, zumindest während der Zeit des Absetzens von Antidepressiva auf krasse Umstellungen zu verzichten (z. B. auf vegane Ernährung), da diese sich auf viele Prozesse in deinem Körper und damit auch auf deine Stimmungslage massiv auswirken können.

Die 3 wichtigsten Tipps

- Es gibt viele verschiedene Meinungen zum Thema Ernährung. Aber in einem sind sich so gut wie alle Fachleute einig: Die Nahrungsmittel, die wir zu uns nehmen, sollten möglichst frisch und hochwertig sein. Stark verarbeitete Lebensmittel können dich nicht optimal mit den Nährstoffen versorgen, die du für eine stabile Psyche brauchst.

- Versuch, regelmäßig zu essen. Lange Pausen zwischen den Mahlzeiten oder eine ungenügende Versorgung mit Nahrung (Stichwort: Diäten) führen zu Blutzuckerschwankungen, die sich auf deine seelische Verfassung auswirken können.

- Lass – vor allem in der Absetzphase – Alkohol lieber weg. Er wird vom Seelentröster schnell zum Suchtmittel und führt letztlich wieder in die Depression.

Kapitel 9.2

Den Körper in Bewegung bringen

Es gibt unzählige Studien, die zeigen, dass Sport eine äußerst positive Wirkung auf den Gemütszustand hat. So berichtet die ÄrzteZeitung von einer Mega-Analyse der Medical School Hamburg (MSH) mit 142.000 Teilnehmern, die besagt, dass Sport wie ein Antidepressivum wirkt. Sport beugt Depressionen vor und lindert sie. Sport wirkt angstlösend, macht selbstbewusst, ist gut für das Gewicht, das Wohlbefinden, den Schlaf und das Herz-Kreislaufsystem. Oder kurz zusammengefasst: Wer regelmäßig und wohldosiert Sport treibt, ist gesünder, fitter, schlanker, besser drauf und traut sich mehr zu.

Alle diese Dinge helfen dir auch beim Absetzen von Antidepressiva und für die Zeit danach. Je besser dein körperlicher Zustand zu Beginn des Absetzens ist, umso widerstandsfähiger bist du, falls mal ein paar schlechte Tage kommen. Sieh den Sport oder überhaupt Bewegung im Freien nicht als Zwang, sondern als Prävention, als Schutzschild für eine vielleicht schwierige Zeit. Falls du in der Richtung noch gar nichts getan hast, fang am besten heute damit an. Alles, was du deinem Körper jetzt Gutes tust, zahlt sich später für dich aus.

Dabei ist es völlig egal, ob du sportlich oder unsportlich, dick oder dünn bist. Die Hauptsache ist, dass du dich überhaupt regelmäßig ein bisschen bewegst. Es geht auch nicht darum, irgendwelche großen Ziele anzupeilen oder extrem komplexe Sportarten zu lernen. Ideal sind alle Sportarten und Bewegungsformen, die jeder kann, die einfach, schnell auszuführen und günstig sind. Dazu gehören alle klassischen Ausdauersportarten wie Laufen, Nordic-Walking, Radfahren und Schwimmen. Wenn du dich dafür noch nicht fit genug fühlst, fang doch mit etwas schnellerem Spazierengehen an. Wenn du willst, kannst du dich dann langsam steigern, entweder in der Geschwindigkeit oder in der Länge der Strecke.

Zwei gute Ratschläge für Anfänger:

1. Such dir unbedingt eine Sportart oder Bewegungsform, die dir Freude macht. Gegen deinen eigenen Widerstand kommst du nämlich nicht an. Falls es sich wie ein Zwang anfühlt, wird deine Motivation ganz schnell wieder in den Keller rauschen.

2. Such dir einen Umsetzungspartner – zumindest für die ersten Wochen, bis die regelmäßige Bewegung zur Gewohnheit wird. Frag deinen Partner, deine Freunde, Arbeitskollegen, Kinder oder Nachbarn, wer mit dir zusammen rausgeht. Macht feste Termine aus und überlegt euch kleine Strafen, wenn einer von beiden kneift. Wenn du bei jedem Mal Fehlen deinem Umsetzungspartner ein Getränk zahlen musst, steigert das die Motivation plötzlich ungemein.

Muss der Sport draußen stattfinden? Natürlich nicht, du kannst auch in ein Fitnessstudio gehen. Nur bietet die Bewegung in der Natur einige klare Vorteile: Du genießt die schöne Umgebung, atmest frische Luft und härtest ein Stück weit ab, wenn du dich auch mal bei Regen, Schnee oder Sturm aus dem Haus traust. Und selbst draußen triffst du oft genug andere Sportler.

Das Wichtigste: Draußen kann dir nicht die Decke auf den Kopf fallen. Die Natur hat eine befreiende Wirkung auf uns und gibt uns Kraft. Du bist in einer anderen Umgebung und kannst mal richtig tief durchschnaufen.

Gerade in der schwierigen Absetzphase ist Bewegung im Freien eine wahre Wohltat und eine willkommene Ablenkung, damit deine Gedanken sich mal eine kurze Weile nicht nur um die Symptome drehen. Vielleicht kannst du in dieser Phase deinen Lieblingssport nicht so intensiv ausüben wie gewohnt. Das ist völlig okay. Mach kürzer und ruhiger, aber Hauptsache mach überhaupt.

Bewegung in der Natur ist die beste Therapie

Nach diesem Motto zählen Sport und allgemein Bewegung in der Natur zu den festen Bestandteilen jeder Therapie in psychosomatischen Kliniken. Du darfst mir glauben, dass ich (Mischa) während meines fünfwöchigen Aufenthalts in einer solchen Einrichtung am Anfang ganz schön gestöhnt habe, als ich jeden Morgen um spätestens 6.30 Uhr aufstehen musste. Nach spätestens zwei Wochen hatte ich mich so an den Frühsport oder die Morgengymnastik gewöhnt, dass ich beides nicht mehr missen mochte. Wenn sich dein Rhythmus erst einmal angepasst hat, ist es ein großartiges Gefühl, in der Früh schon etwas Gutes für dich getan zu haben.

Weil ich gemerkt habe, wie gut mir die regelmäßige Bewegung tut, habe ich danach Sport fest in meinem Leben verankert. Ich habe mir sofort danach Nordic-Walking-Stöcke und ein Mountainbike gekauft und bin seitdem regelmäßig draußen unterwegs – bei jedem Wetter. Es gibt keinen direkten Beleg dafür, nur bin ich mir sehr sicher, dass meine Fitness und Abhärtung ihren Teil dazu beigetragen haben, dass meine Absetzphase relativ glimpflich verlief.

Zudem war die Bewegung in der Natur eine willkommene Ablenkung. In der ersten Absetzphase 2014 in Finnland habe ich kurze und leichte Mountainbike-Touren unternommen und war öfter schwimmen im Meer. Als ich die Antidepressiva 2015 ganz abgesetzt habe, hatte ich Angst vor zu starken körperlichen Belastungen. Also bin ich erst einmal nur spazieren gegangen, habe aber schnell gemerkt, dass mir leicht dosiertes Nordic-Walking und Radfahren guttut.

Bewegung in der Natur ist für mich das Allheilmittel an schlechten Tagen, um auf andere Gedanken zu kommen und meinem Körper etwas Gutes zu tun. Wann fängst du damit an?

Die 3 wichtigsten Tipps

- Sieh Sport nicht als Zwang, sondern als Schutzschild. Es ist das Beste, was du für dich tun kannst und wirkt wie ein Antidepressivum.
- Wähle eine Sportart oder Bewegungsform, die dir Freude macht und übe sie im Idealfall regelmäßig im Freien aus.
- Such dir einen motivierenden Umsetzungspartner für die erste Zeit, bis der Sport zur Gewohnheit geworden ist.

Kapitel 9.3

Die Kraft natürlicher Heilmittel nutzen

Wir sind weder Ärzte noch Heilpraktiker. Aber wir sind überzeugt, dass es Heilpflanzen gibt, die eine positive Wirkung auf unsere Psyche und unser Nervensystem haben. Nicht umsonst sind diese seit Jahrhunderten in der traditionellen Volksmedizin bekannt. Wenn wir hier Pflanzen vorstellen, dann nur, weil wir selbst damit gute Erfahrungen während des Absetzens von Antidepressiva gemacht haben. Bitte kläre eine Einnahme gegebenenfalls mit deinem behandelnden Arzt ab.

Auch hier gibt es nicht die eine Pflanze, die allen hilft. Es lohnt sich, ein wenig auszuprobieren, worauf du gut ansprichst und in welcher Form dir ein pflanzliches Heilmittel guttut (ätherisches Öl, Extrakt als Tablette oder Tropfen, Tee, Badezusatz, Körperöl, Bachblüten, Globuli etc.). Ein erfahrener Heilpraktiker, Pflanzenheilkundler oder Apotheker kann dich dabei beraten und begleiten. Er wird genau nachfragen, unter welchen Absetzsymptomen du leidest, ein passendes Mittel vorschlagen und mit dir die Fortschritte der Behandlung beobachten.

Naturheilkunde ist eine Sache der Erfahrung

Ihn kannst du auch nach homöopathischen und anthroposophischen Komplexmitteln (von Weleda, Wala u. a.) fragen, die aus mehreren Einzelkomponenten bestehen. Sie haben sich für viele bei Stress, Erschöpfung und Depression, aber auch während des Ausschleichens von Psychopharmaka bewährt. Gerade wenn es um das richtige homöopathische Mittel geht, solltest du dich mit einem kompetenten Experten beraten, der dir vorab die richtigen Fragen stellt.

Denn in diesem Bereich ist viel Erfahrung, Wissen und Intuition gefragt.

Wer mit Homöopathie wenig anfangen kann, dem kann ich (Melanie) empfehlen, ätherische Öle auszuprobieren, da diese einen erstaunlichen und schnellen Effekt auf unsere Psyche und unsere Stimmungslage haben. Dies ist inzwischen durch mehrere Studien belegt worden. Aber auch die Einnahme als Tee (z. B. Melissentee) oder - noch bequemer - als Extrakt in Tabletten- oder Tropfenform kann wirksam und sinnvoll sein. Auch hier gilt: Finde das, was zu DIR passt.

Heilpflanzen, die dich unterstützen können

Es gibt eine große Vielfalt an Heilpflanzen, aus der wir die bekanntesten vorstellen und ihre Wirksamkeit erklären. Wenn du dich intensiver mit diesem Thema beschäftigen möchtest, kannst du mit Hilfe unserer Literaturempfehlungen am Ende des Buches dein Wissen vertiefen.

Lavendel

Der Klassiker der Naturheilkunde für Nerven und Psyche. Studien bestätigen die schlaffördernde, beruhigende Wirkung von Lavendel. Er kann dabei helfen, innere Unruhe, Übererregung, Reizbarkeit und Gedankenkreisen zu reduzieren und sorgt für mehr Erdung. Auch bei Ängsten und Albträumen soll er hilfreich sein.

Lavendel erhältst du in vielen verschiedenen Formen: als Öl, im Tee, als Badezusatz oder als homöopathisches Mittel. Inzwischen gibt es auch ätherisches Lavendelöl in Kapselform zum Einnehmen. Hier ist die Studienlage etwas unübersichtlich. Während die Hersteller seine angstlösende Wirkung als erwiesen betrachten, kritisieren Gegner die Seriosität der vorgelegten Studien. Ich habe gute Erfahrungen damit gemacht, vor allem bei Schlafstörungen während des Absetzens eines sedierenden Antidepressivums, das ich abends zum Einschlafen eingenommen hatte.

Bei Schlafstörungen wird auch eine Mischung aus den ätherischen Ölen von Lavendel und Neroli empfohlen, die man in eine Duftlampe geben oder auf ein Taschentuch tropfen und neben dem Kopfkissen platzieren kann.

Eisenkraut / Griechisches Eisenkraut

Dieser traditionellen Heilpflanze wird eine positive Wirkung bei allen nervösen Störungen wie Angst, Depression, Erschöpfung, Schlaflosigkeit, Überempfindlichkeit und auch bei mangelndem Selbstwertgefühl nachgesagt. Heilkundige empfehlen das Echte Eisenkraut (Verbena officinalis) zur Begleitung beim Absetzen von Psychopharmaka, da es zentriert, beruhigt und kräftigt. Es kann als Tee eingenommen werden und ist auch als ätherisches Öl erhältlich.

Dem Griechischen Eisenkraut (Sideritis scardica), das eher mit dem Salbei als dem Echten Eisenkraut verwandt ist und das unter dem Namen „Griechischer Bergtee" bekannt ist, wurde in Studien eine positive Wirkung bei Depressionen nachgewiesen, die mit der Wirkung von Johanniskraut vergleichbar ist. Da die darin enthaltenen Wirkstoffe die Verweildauer der Neurotransmitter Serotonin, Dopamin und Noradrenalin im synaptischen Spalt zu verlängern scheinen, sollte man die gleichzeitige Einnahme mit Antidepressiva aber mit einem Arzt besprechen.

Bitte beachte, dass Eisenkraut in der Schwangerschaft nicht eingenommen werden darf!

Johanniskraut

Dieser Pflanze wird traditionell eine enge Verbindung zur Sonne nachgesagt und ihre stimmungsaufhellende

Wirkung ist erwiesen. Eine Vielzahl an Studien belegt, dass der Behandlungserfolg mit dem Phyto-Antidepressivum Johanniskraut bei leichten bis mittelschweren Depressionen mit dem von synthetischen Antidepressiva vergleichbar ist. Gerade bei saisonalen Beschwerden aufgrund von Lichtmangel ist dieses sonnige Kraut für viele hilfreich. Da es die Lichtempfindlichkeit der Haut erhöhen kann, sollte man aber intensive Sonnenbäder während der Einnahme vermeiden. Auch bezüglich der Wechselwirkungen mit anderen Medikamenten (z.B. Aspirin, Antibabypille) sollte man sich beraten lassen.

Bitte unbedingt beachten, dass Johanniskraut in hohen Dosen (die für eine antidepressive Wirkung notwendig sein können), nicht gleichzeitig mit anderen Antidepressiva (v.a. selektiven Serotonin-Wiederaufnahme-Hemmer) eingenommen werden darf! Die Kombination kann ein lebensbedrohliches Serotonin-Syndrom auslösen. Auch ein Johanniskraut-Präparat ist ein ernstzunehmendes Medikament und die Einnahme sollte vorab mit einem Arzt oder Heilpraktiker besprochen werden.

Wer gute Erfahrungen mit Homöopathie gemacht hat, kann Johanniskraut (Hypericum Perforatum) auch in Form von Globuli einnehmen.

Rosmarin

Weil ich einen niedrigen Blutdruck habe und zum Morgentief neige, steht seit einiger Zeit ätherisches Rosmarinöl neben meiner Zahnbürste. Ich gebe einfach zwei bis drei Tropfen auf ein Taschentuch und inhaliere den Duft. Er regt den Kreislauf an, wirkt stabilisierend und auf mentaler Ebene klärend, stärkend und konzentrationsfördernd.

Als Tee kann Rosmarin sogar den morgendlichen Kaffee ersetzen. Bei Lust- und Antriebslosigkeit oder Erschöpfung ist diese

Pflanze vielleicht einen Versuch wert. Vorsicht ist allerdings unbedingt nötig bei erhöhtem Blutdruck, in der Schwangerschaft und bei Epilepsie. Rosmarin ist eine kräftige Pflanze, die sehr intensiv wirkt.

Melisse

Sie ist eine der ältesten Heilpflanzen und man sagt ihr eine beruhigende, wärmende, nervenstärkende und aufmunternde Wirkung zu. Melisse kommt traditionell bei Nervosität, Schlafstörungen, Überforderung und Stress zum Einsatz. Hildegard von Bingen empfahl Melisse bei Freudlosigkeit. Studien legen nahe, dass sie (unter anderem in Kombination mit Baldrian, einer anderen wichtigen Heilpflanze, die beruhigend auf das Nervensystem wirkt) bei Ängstlichkeit hilfreich sein kann.

Auch bei körperlichen Beschwerden, die auf Nervosität und Anspannung zurückzuführen sind (Magen-Darm-Störungen, Kopfschmerzen), kommt Melisse, regelmäßig als Tee getrunken, zum Einsatz. Eine besondere Verbindung hat die Pflanze wohl zum Herzen, weshalb sie bei Herzproblemen – egal ob seelisch oder körperlich – seit Jahrhunderten von Heilkundigen empfohlen wird.

Als ätherisches Öl verströmt Melisse einen warmen, angenehm zitronigen Duft und fördert die Gelassenheit angesichts vieler Herausforderungen und der täglichen Reizüberflutung.

Es gibt noch viele weitere Heilpflanzen, die für dich interessant sein könnten, wie Hopfen, Hafer, Engelwurz und Passionsblume. Hol dir bei Interesse individuelle Empfehlungen bei dem Arzt, Apotheker oder Heilpraktiker, dem du vertraust. Einige Literaturtipps findest du am Ende dieses Buches.

Ätherische Öle für die Psyche

Eine Auswahl: Grapefruit, Muskatellersalbei, Orange, Vanille, Tonka, Neroli, Bergamotte, Lavendel, Rosengeranie, Weißtanne, Angelika, Zitrone, Zirbelkiefer, Zeder, Rose, Rosmarin, Melisse.

Über die genaue Wirkung der Öle kannst du in den angeführten Büchern oder auch im Internet nachlesen. Manche wirken eher anregend (Rosmarin, Zitrone), manche aufheiternd (Bergamotte, Orange), andere eher beruhigend, harmonisierend und schlaffördernd (Lavendel, Rose, Neroli, Tonka, Rosengeranie). Und auch hier reagiert jeder ganz individuell. Natürlich solltest du den Duft auch mögen, deshalb schnuppere dich am besten ein wenig durch.

Beachte bitte unbedingt, dass manche Öle nicht von Schwangeren, Menschen mit Epilepsie oder Bluthochdruck verwendet werden sollten! Bitte informiere dich vorab genau. Zudem ist es hier absolut sinnvoll, in gute Qualität zu investieren. Viele billige Öle werden verdünnt oder mit synthetischen Düften versehen. Sie wirken natürlich nicht annähernd so gut wie 100 Prozent reine ätherische Öle.

Die 3 wichtigsten Tipps

- Auch pflanzliche Mittel sind ernstzunehmende Medikamente, die zu Wechselwirkungen mit Antidepressiva führen können. Daher kläre eine Einnahme bitte mit deinem Arzt oder Heilpraktiker ab.
- Es gibt nicht das eine Mittel, das allen hilft. Lass dich am besten von einem erfahrenen Heilpraktiker, Apotheker oder Pflanzenheilkundler beraten und begleiten.
- Bevor du mit einer Pflanze, einem homöopathischen Mittel oder einem ätherischen Öl experimentierst, informiere dich bitte gut über die Wirkungen und möglichen Nebenwirkungen.

Kapitel 9.4

Das Kopfkino unterbrechen

Dieser Tipp klingt zu einfach und selbstverständlich, um hier näher ausgeführt zu werden? Mag auf den ersten Blick so scheinen. Lass mich (Mischa) kurz erklären, warum ich ihn in dieses Kapitel aufgenommen habe und warum er dir in der Absetzphase helfen kann.

Im normalen Alltag lassen wir uns nur allzu gern ablenken. Statt uns in Ruhe auf unser Essen zu konzentrieren, schauen wir nebenbei Fernsehen. Statt eine wichtige Mail zu schreiben, scrollen wir eine halbe Stunde die Facebook-Timeline runter. Statt unser Fahrrad zu reparieren, quatschen wir zwei Stunden mit dem Nachbarn. Statt beim Spazierengehen die Natur zu bewundern, starren wir auf unsere Smartphones und rempeln andere Menschen an. Ein Leben in Achtsamkeit sieht anders aus.

Doch kaum macht unser Körper andere Dinge, als wir gerne hätten, sind wir plötzlich voll im Hier und Jetzt. Wir nehmen jedes noch so kleine Ziepen, Stechen, Knacksen ganz bewusst wahr. Jedes Unwohlsein, jeder Schmerz, jeder Schwindel bekommt unsere volle Aufmerksamkeit. Wir lauschen in uns hinein, bewerten, machen uns Sorgen, fragen, was dahintersteckt und ob das auch mal wieder vorbeigeht. Das ist einerseits verständlich und nur allzu menschlich. Andererseits wird dadurch unser Geist andauernd auf das gelenkt, was nicht mit uns stimmt. Das führt auf Dauer zu einem selbst verstärkenden Effekt.

Es kann beim Absetzen von Antidepressiva Tage geben, an denen dein Körper verrückt spielt. Wie gesagt: Es kann sein, muss aber nicht. Zum Glück gibt es auch Menschen, bei denen das Absetzen ziemlich problemlos verläuft. Wenn du also einen richtig schlechten Tag hast, an dem du dich für alles zu schwach fühlst, an dem du auch keine Lust oder Kraft hast rauszugehen und nicht einmal irgendwelche Entspannungsübungen machen willst, dann lenk dich ganz bewusst ab. Dieser miese Film in deinem Kopfkino braucht dringend eine Unterbrechung. Sonst dreht sich den ganzen Tag alles wieder und wieder um deine Symptome und wie schlecht es dir geht.

Deshalb benötigst du zwischendurch mehr Abstand von dir selbst. Vielleicht gelingt es dir nur ein paar Minuten, vielleicht schaffst du es sogar, dich ein oder zwei Stunden abzulenken. Wie, ist völlig egal. Hauptsache, du kommst für eine Weile heraus aus der Situation beziehungsweise deiner Wahrnehmung derselben. Hauptsache, es tut dir gut und lässt dich zumindest kurzzeitig vergessen, was dein Körper für komische Dinge mit dir anstellt.

Auch darauf kannst du dich vorbereiten. Wenn du noch nicht mit dem Absetzen begonnen hast, überlege dir am besten jetzt schon, welche Tätigkeiten, Menschen, Bücher, Musikstücke oder Filme dir Freude bereiten. Ich empfehle aus eigener Erfahrung, so wenig wie möglich in Bildschirme zu starren, damit dein Gehirn entspannen kann. Aber wenn dich nur Youtube-Videos, Online-Spiele oder Facebook-Katzenvideos ablenken, dann ist auch das für eine Weile okay.

Schreib dir ganz konkret auf, welche Dinge dich aufmuntern, welche Freunde oder Familienmitglieder du anrufen kannst, um auf andere Gedanken zu kommen. Leg dir deine Liste zurecht, damit deine bewusste Ablenkung im Fall der Fälle ganz automatisch läuft. Hört sich komisch an, aber es kann Tage geben, an denen du vor lauter Sorge um dich selbst nicht mal mehr weißt, was dir guttut.

In meiner letzten Absetzphase ist mir genau das passiert. Ich habe mich tagelang nur um mich selbst gedreht und die

Reaktionen meines Körpers angstvoll beobachtet. Erst als ich angefangen habe, mich bewusst abzulenken, hat sich meine Laune deutlich gehoben. Durch Gartenarbeit, Spaziergänge und die Pflege meines VW-Busses ist endlich wieder Zeit vergangen. Ich war beschäftigt, hatte kleine Erfolge und dachte wenigstens einige Stunden am Tag nicht – oder lange nicht so intensiv – an meine Absetzsymptome.

Die 3 wichtigsten Tipps

- Lenk dich mit schönen Dingen ab.
- Überleg dir jetzt schon, welche Dinge dir Freude bereiten und mach eine Liste davon.
- Unterbrich dein Kopfkino ganz bewusst und so oft es geht.

Kapitel 10

Mit Achtsamkeit raus aus alten Mustern

Für uns beide hat Achtsamkeit auf dem Weg in ein medikamentenfreies Leben eine wichtige Rolle gespielt. Ich (Melanie) kann sagen, dass für mich das Kultivieren einer achtsamen inneren Haltung das Absetzen überhaupt erst möglich gemacht hat. Denn natürlich bin ich nach wie vor nicht frei von schwierigen oder schmerzhaften Gefühlen, miesen Tagen oder emotionalen Herausforderungen. Aber Achtsamkeit ist ein wirksames Werkzeug, das mir dabei hilft, mit diesen auf eine hilfreiche Art und Weise umzugehen. Deshalb brauche ich die Medikamente nicht mehr.

Kapitel 10.1

Was ist Achtsamkeit überhaupt?

Achtsamkeit zu kultivieren, bedeutet nicht, Räucherstäbchen anzuzünden und sich Yogaleggins anzuziehen. Und du musst auch nicht ab sofort alles gaaaaanz laaaangsam machen. Stattdessen bedeutet es, eine innere Haltung zu entwickeln, die offen, akzeptierend und auf den Moment fokussiert ist. Das sind für mich die drei wesentlichen Aspekte von Achtsamkeit:

1. Gerichtete Aufmerksamkeit

In der Regel springt unser Geist von einem Gedanken zum anderen wie ein verspieltes Hündchen, das die Welt entdeckt. Was auch immer gerade vorbeifliegt oder uns vom Leben zugeworfen wird, an dem bleibt unsere Aufmerksamkeit „kleben". Achtsamkeit bedeutet, unseren Fokus bewusst zu lenken. Das bedeutet, der Aufmerksamkeit einen Anker bzw. dem kleinen Hündchen einen Knochen zu geben. Oder zumindest bewusst wahrzunehmen, was wir so denken und fühlen.

2. Fokus auf die Gegenwart

Es ist die natürliche Neigung unseres Geistes, in der Vergangenheit herumzuwühlen oder die Zukunft durch Sorgen und Planen vorwegzunehmen. Dabei verpassen wir das Hier und Jetzt. Und übersehen, dass es in der Gegenwart häufig gar kein Problem gibt, während wir uns mit Dingen beschäftigen, die längst vorbei sind, oder noch gar nicht passiert sind und von denen wir auch nicht wissen, ob sie jemals so passieren werden. Wenn wir achtsam sind, sind wir präsent.

3. Offene, akzeptierende, freundliche Wahrnehmung

Unsere Wahrnehmung von dem, was ist, ist häufig stark gefärbt von Vorurteilen und Bewertungen, die wir – beispielsweise auf

Basis unserer bisherigen Erfahrungen – vornehmen. Es liegt in unserer menschlichen Natur, dass wir sehr schnell in gut/schlecht, angenehm/unangenehm, will ich/will ich nicht einteilen und entsprechend reagieren (z. B. mit Festhalten oder Weghaben-wollen). Achtsamkeit bedeutet, sich den eigenen Erfahrungen neugierig und offen zuzuwenden. Und uns nicht dafür zu verurteilen, dass wir fühlen, was wir fühlen und sind, wie wir sind.

Wozu Achtsamkeit?

Wenn du dich jetzt fragst, was das alles mit dir und einem Leben ohne Antidepressiva zu tun hat, kommt hier meine Erklärung: Das Risiko, einen Rückfall zu erleiden, ist bei Depressionen recht hoch. Das liegt nicht daran, dass Depression eine unheilbare Krankheit ist, sondern dass die Betroffenen häufig dazu neigen, in einer bestimmten Art und Weise auf Gedanken und Gefühle zu reagieren. Depressives Denken hat viel mit Mustern zu tun. Ein Beispiel: Wenn wir traurig sind, fällt es uns häufig schwer, diese Stimmung einfach wahr- und anzunehmen – in dem Vertrauen, dass alle Menschen mal niedergeschlagen sind und diese Gefühle recht zügig weiterziehen. Wir reagieren darauf eher mit Grübeln: „Warum fühle ich mich so? Ist das jetzt ein Rückfall? Was stimmt nicht mit mir? Warum kann ich nicht wie andere einfach mal nur gut drauf sein?“ Was als Problemlösungsstrategie beginnt, ist oft der Weg zurück in die depressive Grübelspirale, die nur in eine Richtung führt: abwärts. Denn es gibt keine sinnvollen Antworten auf diese Fragen. Wir müssen keine Lösung finden. Die Antwort ist: Du bist einfach jetzt gerade traurig. Alle Menschen erleben das. Und es geht vorbei.

Widerstand ist zwecklos

Das Problem ist also in der Regel nicht, dass du fühlst, was du fühlst. Sondern, dass du den Ist- mit einem Soll-Zustand (den es häufig in der Realität gar nicht gibt – z. B. die perfekte, immer ausgeglichene Version von dir) vergleichst und die Dinge anders haben willst, als sie nun mal sind. Wenn ich eines in den vielen Jahren mit der Depression gelernt habe, dann das: Widerstand macht alles nur noch schlimmer. Je massiver ich mich gegen schwierige, unangenehme Gefühle auflehne, umso länger bleiben sie und umso mehr leide ich. Wenn es mir dagegen gelingt, meinen Widerstand aufzugeben und zu sagen: „Okay, ich akzeptiere, dass es gerade so ist. Was ist das Hilfreichste, das ich jetzt für mich tun kann?" – dann verfliegen selbst heftige Gefühle meist so schnell, dass ich es selbst kaum glauben kann.

Reiz-Reaktionsmuster unterbrechen

Damit ich mich aber entscheiden kann, ob und wie ich auf Gefühle, Gedanken und Situationen reagiere, brauche ich Handlungsspielraum. Und genau da kommt das Thema Achtsamkeit wieder ins Spiel: In der Regel erfolgen Reiz und Reaktion sehr schnell und so, dass wir gar nicht merken, was sich da abspielt. Wir haben sogar häufig das Gefühl, Reiz und Reaktion wären eins und wir könnten gar nicht anders auf einen Reiz reagieren als eben so, wie wir das tun (z. B. folgt auf ein trauriges Gefühl die Annahme, dass die Depression wieder da ist).

Unser Gehirn entwickelt sehr schnell Gewohnheiten und verknüpft Stimmungen, Gedanken und Verhaltensweisen. Je öfter wir auf eine gewisse Art denken oder handeln, umso mehr neigen wir dazu, das wieder zu tun. Wahrscheinlich ist die Verbindung von „Ich fühle mich traurig" zu „Mit mir stimmt etwas nicht" in deinem Kopf eine sechsspurige Autobahn. Logischerweise ist es dann nicht leicht, die Abzweigung auf den zugewachsenen Trampelpfad mit dem Namen „Das geht vorbei und ich bin völlig normal" zu finden.

Damit in den gewohnten Wiederholungsschleifen eine Lücke entsteht, in der wir entscheiden können, wie wir mit etwas umgehen, brauchen wir Achtsamkeit. Wir brauchen einen inneren Beobachter, der mitbekommt, welche Gedanken und Gefühle wir gerade haben. Dann können wir bewusst entscheiden, anders, gesünder, hilfreicher zu reagieren.

Brauchst du noch ein Beispiel?

Stell dir vor, du wirst morgens wach, fühlst einen Druck in der Brust und dich insgesamt eher schwer und erschöpft. Vielleicht reagierst du gewohnheitsmäßig mit folgenden (oder ähnlichen Gedanken): „Da ist es wieder das Morgentief. Ich fühl mich scheiße. Wie soll ich denn heute alles schaffen, was erledigt werden muss, wenn ich schon wieder so müde bin? Letzten Juni hat das auch so angefangen und am Ende bin ich gar nicht mehr aus dem Bett gekommen. Was ist das denn für ein Leben? Warum muss denn immer alles so anstrengend sein? Meine Freundin hat es sicher bald satt, mit so einem Trauerkloß wie mir abzuhängen. XYZ ist immer so voller Energie, obwohl er einen stressigen Job hat – wieso schaffe ich das nicht? Ich bin einfach irgendwie komisch." Und so weiter.

Wenn du etwas Achtsamkeit entwickelt hast, dann kannst du vielleicht einfach wahrnehmen: „Oh, da ist ein Druck in meiner Brust." Du kannst dabei bleiben, dass das eine körperliche Empfindung ist, die jetzt gerade präsent ist. Mehr auch nicht. Wenn bewertende, negative Gedanken auftauchen, dann fällt dir das auf und du kannst deine Aufmerksamkeit bewusst wieder davon abziehen und sie erneut auf deine Körperempfindungen richten.

Vielleicht kannst du sogar Mitgefühl für dich entwickeln und musst dich nicht gleich als Versager oder kranken Menschen abstempeln. Und du kannst dich fragen: Was wäre das Beste,

Hilfreichste, was ich jetzt für mich tun könnte? Aufstehen und mich ein wenig bewegen, weil dann mein Kreislauf in Schwung kommt? Den Besuch bei den Eltern absagen, weil ich eigentlich mehr Ruhe brauche?

Es ist, wie Viktor Frankl es so treffend formuliert hat: „Zwischen Reiz und Reaktion gibt es einen Raum. In diesem Raum haben wir die Freiheit und die Macht, unsere Reaktion zu wählen. In unserer Reaktion liegen unser Wachstum und unsere Freiheit."

Wie geht das?

Es braucht schon etwas Übung und Geduld, um einen inneren Beobachter zu entwickeln. Dabei zeigen sich erste Erfolge bei manchen schon relativ rasch. Allerdings gibt es auch hier nicht den einen Weg. Es gibt Achtsamkeitsübungen, die sich für viele bewährt haben (z. B. Atemachtsamkeit, Body Scan). Aber je nachdem, zu welchen Verhaltens- und Gedankenmustern du neigst, solltest du nach der für dich passenden Übung suchen und dabei etwas experimentieren. Nicht jeder sollte mit geschlossenen Augen in sich hineinspüren (siehe auch das nachfolgende Interview mit Dr. Huppertz). Für manche ist es günstiger, die Aufmerksamkeit erst mal nach außen zu bringen – weg von den ewigen inneren Kreisläufen – und sich bewusst den Sinneserfahrungen oder dem Kontakt mit anderen zuzuwenden. Ein paar Vorschläge dazu findest du im letzten Teil dieses Kapitels.

Nach und nach kannst du dann immer öfter und immer leichter zurücktreten und mit etwas Distanz auf das schauen, was da so in dir passiert. Viele verwenden folgendes Bild, das sehr anschaulich vermittelt, worum es bei der Achtsamkeit geht: Du wirst durch die regelmäßige Praxis immer mehr zum Himmel, über den Wolken, Wetterphänomene und Vögel aller Art hinwegziehen. Du kannst ihnen dabei zusehen, lässt dich aber nicht mehr so leicht davon aus der Fassung bringen und kannst bewusst entscheiden, wie du auf die Dinge, die unweigerlich geschehen, reagierst. Und du bist dir der Tatsache bewusst: Kein Gewitter dauert ewig.

Glaub nicht alles, was du denkst

Übrigens gilt das auch (und ganz besonders) für deine Gedanken. Denn gerade für Menschen, die zu depressivem Grübeln neigen, ist es wichtig, zu verstehen, dass auch Gedanken nur „Wetterphänomene" sind. Negative Gedanken sind ein Teil der „Wetterlage" Depression. Sie sind Teil des Problems und kein Weg zur Lösung. Unser Denken spiegelt häufig unsere Stimmung und unseren Geisteszustand wider – und nicht das, was „wahr" ist. Es ist also besonders wichtig zu verstehen, dass wir unseren Geist nicht zwingen können, andere, schönere Gedanken zu denken (du kennst die Story mit dem rosa Elefanten ...). Aber wir müssen auch nicht alles glauben, was unser Geist so labert.

Denn in unserem Geist sprechen häufig verschiedene Anteile durcheinander. Und neben hilfreichen Stimmen gibt es auch die deines inneren Kritikers, deines Antreibers, des depressiven Schwarzsehers. Es ist wichtig, dass du irgendwann an den Punkt kommst, an dem du ihnen freundlich zuraunen kannst: „Danke, ich habe dich gehört. Du hast deine Gründe, das zu sagen. Deine Erfahrungen haben dich sehr ängstlich/negativ/kritisch gemacht. Aber ich höre dir jetzt nicht mehr zu und mache schon gar nicht, was du sagst." Wir müssen nicht an jedem Gedanken kleben bleiben, sondern können manche durchziehen lassen wie Wolken am stürmischen Himmel. Dahinter ist immer der blaue Himmel – garantiert!

Achtsamkeit ist kein Fluchtweg

Es ist mir wichtig zu betonen, dass Achtsamkeit keine Flucht aus dem Leben ist. Es ist eine Illusion zu glauben, dass Menschen, die regelmäßig meditieren oder achtsam sind, immer glücklich und gleichmütig durch den Alltag schweben, nie unangenehme Gefühle haben und von nichts mehr berührt werden. Warum auch? Es gehört zur Fülle und Schönheit des Lebens, dass es facettenreich und intensiv ist. Du wirst dich also nicht immer gut fühlen, nur weil du Achtsamkeit praktizierst. Du wirst alle deine Gefühle sogar noch bewusster wahrnehmen. Aber allmählich wirst du auch lernen, schwierige Gefühle zu halten und wahrzunehmen – ohne wegzulaufen oder eine Lawine von Reaktionen auf Gefühls-, Gedanken- oder Körperebene loszutreten.

Ich hatte früher oft Angst, dass mich meine Traurigkeit überschwemmen würde, wenn ich mich ihr zuwende. Heute weiß ich, dass die Welle sehr schnell wieder abebbt, wenn ich sie kommen lasse. Sie aufzuhalten kostet dagegen sehr viel Kraft und funktioniert nur bedingt. Achtsamkeit bedeutet gleichzeitig: Auch die guten Gefühle und schönen Momente nehme ich heute sehr viel aufmerksamer wahr, kann sie bewusst in mich aufnehmen und mich nähren lassen.

Dir selbst ein Freund sein

Ein Teil der Achtsamkeitspraxis ist für mich besonders wichtig geworden: Es ist jener, bei dem wir lernen, Selbstmitgefühl zu entwickeln. Damit ist nicht Selbstmitleid gemeint, sondern eine akzeptierende, mitfühlende innere Haltung, die dazu führt, dass wir mit uns selbst so umgehen wie mit einem Freund, den wir liebhaben. Und du würdest mit einem guten Freund niemals so reden, wie du es mit dir selbst tust, oder? Gerade Menschen, die zur Depression neigen, sind meist sehr hart und kritisch mit sich. Dein inneres Dauernörgeln führt aber nicht dazu, dass du ein besserer Mensch wirst, sondern es macht dich krank. Das belegen inzwischen auch Studien.

Dein Körper kann nämlich nicht unterscheiden, ob dich ein Säbelzahntiger angreift oder du gegen dich selbst Krieg führst. Beides führt zu einer starken Stressreaktion und zur Ausschüttung der entsprechenden Hormone. Gott sei Dank funktioniert das auch umgekehrt: Wenn du liebevoll mit dir selbst umgehst, produziert dein Körper das Bindungshormon Oxytocin, das für Gefühle wie Zufriedenheit und Verbundenheit sorgt.

Co-Abhängigkeit ist nicht edel, sondern gefährlich

Kümmerst du dich immer zuerst um alle anderen, bevor du an dich selbst denkst? Lass dir gesagt sein: Genau das macht krank. Oder wie ein Therapeut in der Klinik es so schön formuliert hat: „Die Belohnung für jahrelanges Brav-sein ist eine Depression." Du kannst nicht geben, was du nicht hast. Also gehört es zu den ersten und wichtigsten Strategien auf dem Weg in ein depressions- und medikamentenfreies Leben, dich an die erste Stelle zu setzen! Erst, wenn du gut versorgt bist, deine Schale gefüllt ist (um mit Bernhard von Clairvaux zu sprechen), kannst du anderen etwas geben.

Ich war stets geradezu erbarmungslos mit mir selbst und diese Stimme gibt es immer noch in mir. Durch eine regelmäßige Achtsamkeits- und Selbstmitgefühlspraxis habe ich inzwischen auch einen anderen Anteil genährt und stark werden lassen, der Mitgefühl mit mir hat, wenn ich einen schwierigen Moment durchlebe (selbst wenn ich dafür verantwortlich bin), und mich daran erinnert, freundlich und liebevoll für mich zu sorgen. Mich so zu akzeptieren wie ich bin. Mich für Fehler und Makel nicht zu verurteilen. Schuldgefühle zu haben – und mich trotzdem an erste Stelle zu setzen. Und mich an schwierigen Tagen aufzuraffen und Dinge zu tun, die heilsam für mich sind.

Es lohnt sich

Du siehst, es gibt viele gute Gründe, eine Achtsamkeitspraxis in den Alltag zu integrieren. Und wenn du noch ein paar harte Fakten brauchst: Studien mit Menschen, die mindestens drei depressive Episoden hinter sich hatten, haben gezeigt, dass eine regelmäßige Achtsamkeitspraxis genauso effektiv ist wie die Einnahme von Antidepressiva, um einem Rückfall vorzubeugen. In diesem Fall war es ein MBCT-Programm (Mindfulness Base Cognitive Therapy), bei dem Achtsamkeitstechniken mit Prinzipien aus der kognitiven Verhaltenstherapie kombiniert werden.

10 Minuten täglich sind eine gute Investition, die dein Leben verändern können. Das darfst du mir glauben, ich habe es selbst erfahren.

Die 3 wichtigsten Tipps

- Versuch immer öfter, einen Schritt zurückzutreten, um auftauchende Gedanken, Gefühle und Empfindungen mit etwas Distanz zu beobachten. So bekommst du nach und nach mehr Handlungsspielraum, wenn alte Muster auftauchen.
- Glaub nicht alles, was du denkst. Unsere Gedanken spiegeln oft unsere Stimmung oder die Glaubenssätze bestimmter innerer Anteile wider.
- Sei dir selbst ein guter, mitfühlender, fürsorglicher Freund.

Kapitel 10.2

Interview mit Dr. Michael Huppertz

Michael Huppertz ist Arzt für Psychiatrie und Psychotherapie in Darmstadt und arbeitet mit Achtsamkeitsbasierter Therapie (ABT). Wir durften ihm für unser Buch ein paar Fragen über Achtsamkeit als unterstützende Maßnahme beim Absetzen von Antidepressiva stellen.

> ***„Es ist entscheidend, dass Achtsamkeit zur Gewohnheit und auch in den Alltag integriert wird."***

Melanie Müller: Wie lange sollte jemand Achtsamkeit praktizieren, bevor er Antidepressiva absetzt?

Michael Huppertz: Es gibt Menschen, die sind hochtalentiert und haben das Konzept sehr schnell verinnerlicht. Ich würde aber davon abraten, nach wenigen Tagen der Praxis Antidepressiva abzusetzen. In der Regel sollte man mindestens vier Wochen geübt haben, damit man verstanden und – was noch wichtiger ist – gefühlt hat, was Achtsamkeit ist. Es ist entscheidend, dass Achtsamkeit zur Gewohnheit und auch in den Alltag integriert wird.

Wir empfehlen eine Praxis von 10 Minuten am Tag. Natürlich macht auch eine noch längere Übungspraxis Sinn. In MBSR-Kursen werden häufig 45 Minuten täglich empfohlen. Aber das ist meiner Erfahrung nach für die Menschen im Alltag oft schwierig und dann machen sie es nicht. 10 Minuten schafft unserer Erfahrung nach jeder.

Wie gelingt der Start am besten? Braucht man dazu einen Lehrer?

Aus meiner Sicht ist ein Lehrer nicht unbedingt nötig. Ideal wären Gleichgesinnte oder Freunde, mit denen man praktizieren und sich austauschen kann. Aber man kann auch alleine damit anfangen, z. B. mit einem guten Buch. Ich finde etwa „Durch Achtsamkeit und Akzeptieren Ihre Depression überwinden“ von Strohsal & Robinson sehr gut.

Wichtiger ist, dass man nicht ohne Begleitung eines Arztes absetzen sollte. Wenn zwei, drei Ärzte es ablehnen, mit einem durch diesen Prozess zu gehen, dann sollte man sich fragen, ob es eine gute Idee ist.

Welche Formen der Achtsamkeit sind für wen geeignet?

Menschen, die eher instabil sind, empfehle ich, mit etwas Unkompliziertem zu beginnen, bei dem nicht viel passieren kann. Also eine Achtsamkeitsübung, die nach außen gerichtet und fokussiert ist. Und die Emotionalität nicht noch verstärkt. Also z. B. das bewusste sinnliche Wahrnehmen von Geräuschen, das Beschreiben eines Bildes, das man betrachtet, oder von Eindrücken, die man in der unmittelbaren Umgebung wahrnimmt. Oder man richtet seine Aufmerksamkeit auf Körperempfindungen, z. B. den Kontakt mit dem Boden, auf dem man liegt.

> ***„Es sollte immer eine Balance hergestellt werden zwischen der Achtsamkeit nach außen und der Achtsamkeit nach innen.“***

Wenn jemand stabil ist, dann kann man auch immer mehr die innere Achtsamkeit mit einbeziehen und seine Aufmerksamkeit z. B. auf die Atemempfindungen richten. Und schließlich kann man auch das offene Gewahrsein praktizieren, bei dem man sich immer mehr für alles, was gerade geschieht, die äußere Wirklichkeit ebenso wie das eigene innere Erleben, Gefühle und Gedanken, öffnet.

Woran erkenne ich, wenn Achtsamkeit zur Flucht wird – also wann eigentlich eine Veränderung einer Situation dran wäre und nicht ihre achtsame Akzeptanz?

Man sollte sich selbst fragen: Warum mache ich das? Was will ich damit? Versuche ich, Schwierigkeiten zu vermeiden? Menschen, die zur Depression neigen, suchen ja z. B. häufig die Schuld eher bei sich und vermeiden Auseinandersetzungen. Wenn ich das von mir kenne, dann sollte ich genau hinsehen, ob nicht doch eine Veränderung der Situation möglich wäre.

Wenn etwas nicht verändert werden kann – wie etwa das Auftauchen von Suizidgedanken – dann ist Achtsamkeit sinnvoll. Wenn ich unglücklich mit meiner Wohnsituation bin, dann ist eine Veränderung ja vielleicht möglich. Dann sollte man das nicht mit Achtsamkeit kompensieren.

Ein weiterer Punkt, an dem Achtsamkeit nicht angebracht ist, ist, wenn jemand denkt, sich so von seinem Gefühlsleben verabschieden zu können. Das ist bei Menschen mit Depressionen allerdings eher selten der Fall. Sie kommen eher zu uns und sagen: „Ich möchte mich wieder mehr spüren.“, „Ich will mehr bei mir ankommen.“ Aber wenn jemand ohnehin sehr viel mit sich beschäftigt ist – was bei depressiven Patienten nicht selten der Fall ist – dann sollte man manchmal den Fokus über sich hinaus erweitern und sich nicht andauernd fragen: „Wie geht es mir gerade?“

Dann geht es oft um den ethischen Aspekt von Achtsamkeit, Dinge wie Mitgefühl und Verbundenheit. Auch darum, sich wieder auf einen Sinn im Leben auszurichten. Denn wer keinen Sinn sieht, der ist gefährdet – da bin ich ganz bei Viktor Frankl – depressiv zu werden.

Also auch bei übermäßiger Selbstfokussierung sollte man mit Achtsamkeit vorsichtig umgehen. Es sollte immer eine Balance hergestellt werden zwischen der Achtsamkeit nach außen und der Achtsamkeit nach innen.

Mehr über Michael Huppertz: http://www.mihuppertz.de

Kapitel 10.3

Deine Achtsamkeitspraxis – Erste Übungen

Ich biete dir hier einen kleinen Einblick in die Achtsamkeitspraxis und erste „Kostproben" an. Meine Empfehlung lautet, in ein gutes Buch, eine CD oder einen Kurs (z. B. einen MBSR-Kurs) zu diesem Thema zu investieren. Es gibt auch viele gute kostenlose Angebote wie Podcasts und Meditationsanleitungen zum Herunterladen im Netz. Einige davon findest du in unserer Ressourcenliste am Ende des Buches.

Bitte pass gut auf dich auf! Wenn du merkst, dass eine Praxis eher Unwohlsein, Enge, Druck, Angst oder sonstige unangenehme Gefühle bei dir auslöst, dann beende bitte die Übung. Vielleicht passt eine andere Form der Praxis besser zu dir. Möglicherweise macht es auch Sinn, dich mit deinem Psychotherapeuten oder einem Meditationslehrer darüber auszutauschen.

Achtsamkeit auf den Atem

Den Atem als Anker für die Aufmerksamkeit zu verwenden, gehört zu den klassischen Übungen in fast allen spirituellen Traditionen. Das besonders Gute daran ist: Deinen Atem hast du immer dabei.

- Nimm eine aufrechte Sitzposition ein (auf einem Stuhl, auf dem Sofa, einem Meditationskissen oder -bänkchen).

- Wenn es dir angenehm ist, schließ deine Augen. Wenn dir das unangenehm ist, senke den Blick und richte ihn auf einen Punkt auf dem Boden vor dir (rund 1,20 bis 1,50 Meter vor dir).

- Zunächst richte deine Aufmerksamkeit ein bis zwei Minuten auf deine Körperempfindungen. Vielleicht kannst du wahrnehmen, wo du Kontakt zum Boden oder zu deiner Sitzgelegenheit hast? Gibt es an manchen Stellen in deinem Körper Empfindungen wie Druck, Kälte/Wärme oder Kribbeln? Vielleicht fällt es dir schwer, eine Verbindung aufzubauen und du spürst eher wenig? Auch das ist völlig in Ordnung. Es gibt kein richtiges oder falsches Ergebnis. Nimm einfach wahr, was da ist und versuche es nicht zu bewerten.

- Dann richte die Aufmerksamkeit auf deinen Atem – ohne ihn zu beeinflussen, einfach so wie er jetzt ist. Nimm wahr, wie er in den Körper ein- und ausströmt und wo in deinem Körper du das am besten verfolgen kannst. An deiner Nasenspitze? Im Bereich der Brust? Oder am Bauch? Entscheide dich für eine Stelle deines Körpers und bleibe mit deiner Aufmerksamkeit dort. (Ein anderes Mal kannst du dich für eine andere Stelle entscheiden. Nur währenddessen solltest du nicht mehr wechseln.)

- Nimm interessiert wahr, wie der Atem ein- und ausströmt. Untersuche mit deiner Aufmerksamkeit die gewählte Stelle. Was fühlst du dort? Kannst du dabeibleiben, wenn der Atem kommt und geht? Gibt es eine Pause zwischen der Ein- und Ausatmung? Versuche für 5 bis 10 Minuten deine Atmung zu beobachten.

- Dein Geist wird unweigerlich abschweifen. Du wirst dich in Gedanken verlieren, tagträumen, planen, dir Sorgen machen, nachdenken oder auf irgendeine Art abgelenkt werden. Das ist kein Fehler und heißt nicht, dass du etwas falsch machst! Das ist einfach die

Natur des Geistes. Es ist völlig normal. Wenn es dir auffällt, dann nimm es einfach wahr und richte deine Aufmerksamkeit ganz sanft und ohne dich dafür zu verurteilen wieder auf die Atmung. Wie das süße kleine Hundebaby, das vom Weg abgekommen ist und das du nun freundlich, aber bestimmt wieder zurückholst.

- Wenn du möchtest, kannst du den Gedanken ein Etikett geben, wenn du sie bemerkst. Du kannst z. B. gedanklich sagen: „Denken, denken", „Planen, planen" oder „Sich sorgen, sich sorgen". Dann hakst du diesen Gedanken ab und kommst zurück zum Atem.

- Sei dir bewusst: Das Ziel ist NICHT, dass keine Gedanken mehr kommen, die dich ablenken! Das Ziel der Praxis ist, dass du MERKST, wenn Gedanken kommen und deine Aufmerksamkeit bewusst wieder zurückbringst zum gewählten Anker, deinem Atem. Das ist Achtsamkeit. Das ist die Fähigkeit, die du kultivieren willst. Die Praxis besteht aus abschweifen – sich zurückholen – abschweifen – sich zurückholen... Jedes Mal, wenn du bemerkst, dass deine Aufmerksamkeit abgedriftet ist und du dich zurückholst, kannst du dich beglückwünschen.

- Beende die Übung nach 5 bis 10 Minuten.

Wenn es dir sehr schwer fällt, bei deinem Atem zu bleiben, dann kannst du auch damit experimentieren, die Atemzüge zu zählen (z. B. ein – 1, aus – 2, ein – 3, aus – 4... bis 10, dann beginn von vorne), innerlich wiederholen „ein" und „aus" oder ein Mantra wählen (z. B. ein – So, aus – Ham; dabei handelt es sich um ein sehr altes Sanskrit-Mantra, das bedeutet: „Ich bin das."). Wenn du dich für eine Variante entschieden hast, bleib erst mal eine Weile dabei. Es ist okay, dass die Erfahrung, die du machst, nicht jeden Tag gleich ist. Das zeigt dir nur, dass sich alles ständig verändert.

Kurze Achtsamkeit auf den Körper

Die folgende Übung kannst du machen, wenn du nicht aus dem Grübeln kommst oder starke Emotionen auftauchen. Sie lässt sich prima in den Alltag integrieren und kann überall praktiziert werden.

- Du kannst deine Aufmerksamkeit auf jeden Bereich deines Körpers lenken. Versuch es diesmal entweder mit den Händen oder deinen Füßen.

- Zunächst richte die Aufmerksamkeit auf deine Körperempfindungen (dabei musst du die Augen nicht schließen, wenn du unter Menschen bist oder es dir unangenehm ist). Beobachte für ein bis zwei Minuten, wie deine Atmung ein- und ausfließt und wo im Körper du das spürst.

- Bring deinen inneren „Scheinwerfer" dann zu deinen Händen oder deinen Füßen. Denk nicht über sie nach, sondern spür in deine Hände/Füße hinein: Kannst du sie wahrnehmen? Sind sie kühl oder warm? Kannst du irgendwelche Formen von Kontakt fühlen (z. B. Schuhe, Socken, Berührung)? Kannst du die Außengrenzen wahrnehmen? Gibt es Stellen, die du nicht so gut „ausleuchten" kannst? Gibt es Empfindungen wie kribbeln, jucken oder etwas ganz anderes? Tauchen dabei angenehme oder unangenehme Gefühle auf? Oder bestimmte Gedanken (z. B. „Das ist ja eine komische Übung!", „Was soll das bringen?", „Ich kann das nicht.")? Nimm einfach alles wahr, was auftaucht und versuch, es aus einer neutralen Position offen und interessiert zu erforschen.

- Beende die Übung nach 3 bis 10 Minuten wieder.

Es ist empfehlenswert, Achtsamkeit nicht nur ein- oder zweimal pro Woche für einen längeren Zeitraum zu üben, sondern kurze Pausen in den Alltag einzubauen, in denen du dich mit deinem inneren Beobachter verbindest und kurz in deinen Körper „eincheckst". So trainierst du den Achtsamkeits-Muskel und kannst ihn dann routiniert benutzen, wenn du ihn wirklich brauchst.

Achtsamkeit auf die Sinne

Wenn mich das Gedankenkarussell wegträgt oder unangenehme Gefühle meine Aufmerksamkeit auf sich ziehen und mich zum reaktiven Handeln verführen, dann hilft mir die folgende Übung:

- Du brauchst keine bestimmte Körperhaltung einzunehmen. Du kannst die Übung jederzeit und fast überall praktizieren. Ich mache sie gerne beim Spazierengehen oder im Sitzen.

- Zunächst verbinde dich wieder mit dir selbst, indem du die Aufmerksamkeit auf deine Körperempfindungen richtest und deinen Atem bewusst ein paar Atemzüge lang beobachtest.

- Dann fokussiere dich zunächst auf deinen Sehsinn. Nimm wahr, welche Dinge im Außen gerade deine Aufmerksamkeit auf sich ziehen. Bleibe einen Moment bei einer Sache und beschreibe sie mit wenigen Worten (entweder still in deinem Inneren oder laut, wenn dir das gerade möglich und angenehm ist). Zum Beispiel: „Das T-Shirt der Frau, die mir gegenübersitzt. Es ist rot.", „Der Baum vor dem Fenster.

Seine Blätter sind hellgrün. Sie bewegen sich im Wind.“, „Die Teetasse auf dem Tisch. Sie ist grün und rund.“ Innerlich kannst du auch einfach zu dir sagen: „Tasse - grün - rund. Bild – Blumen – roter Rahmen.“

- Wenn du 3 bis 5 Objekte bewusst gesehen hast, geh mit deiner Aufmerksamkeit zu deinem Gehör. Welche Geräusche nimmst du wahr? Was hörst du im Außen? Gibt es innere Geräusche, wie z. B. Herzklopfen? Benenne auch hier kurz deine Sinneseindrücke laut oder still: „Blätterrauschen. Vogelgezwitscher. Im Hintergrund fährt ein Auto vorbei. Das Klackern der Absätze meiner Kollegin. Ich höre die Luft, wenn ich durch die Nase atme.“

- Es geht weniger darum, in angenehm oder unangenehm zu unterscheiden oder über gewisse Dinge nachzudenken. Bleib möglichst neutral und öffne dich neugierig für deine Sinneseindrücke. Bring die Aufmerksamkeit ganz nach außen.

- Wenn du 3 bis 5 Geräusche vermerkt hast, dann richte den Fokus auf deinen Spür- und Tastsinn, deine Haut. Wo kannst du gerade Kontakt fühlen? Zum Beispiel: „Hemdkragen am Hals und an den Oberarmen. Kühler Boden unter der Fußsohle. Druck am Gesäß vom Sofakissen. Glatte, kühle Tischplatte an den Fingerkuppen und am Handgelenk.“

- Wenn du 3 bis 5 Dinge bewusst gefühlt hast, dann löse dich von diesem Sinn. Wenn du immer noch sehr aufgewühlt bist oder deine Gedanken nicht ruhiger sind, kannst du mehrere „Runden“ durch deine Sinne machen (z. B. 1. Runde: 5 Sinneseindrücke, 2. Runde: 4 Sinneseindrücke usw.). Selbstverständlich kannst du statt des Tastsinns auch deinen Geruchssinn erforschen. Wichtig ist nur, dass du deine Achtsamkeit nach außen und auf deine sinnliche Wahrnehmung richtest, um deinem Geist einen Anker zu geben.

Auch hier gilt natürlich die Empfehlung: Mach die Übung regelmäßig (z. B. als Miniversion im Alltag), damit sie dir mühelos gelingt, wenn du einmal sehr aufgewühlt bist oder die Grübelspirale losgeht.

Selbstmitgefühl entwickeln

Mach diese Übung am besten in einem guten Zustand – nicht erst, wenn du in einer belastenden Situation bist. Dann kannst du in schwierigen Situationen darauf zurückgreifen.

- Komm wieder in eine aufrechte Sitzhaltung oder ins Liegen. Wenn du möchtest und es dir angenehm ist, schließ die Augen. Sonst richte den Blick auf den Boden oder die Decke.
- Denk an eine gering bis mittelmäßig belastende Situation in deinem Leben.
- Wo in deinem Körper kannst du das Unbehagen spüren? Im Hals, in der Brust, im Bauch? Wie zeigt es sich auf körperlicher Ebene?
- Nimm dir einen Moment Zeit, um anzuerkennen, dass du gerade leidest. Vielleicht sagst du dir innerlich Worte wie: „Autsch, das tut weh!“, „Das ist ein Moment des Leidens.“, „Das ist ein schmerzlicher Augenblick.“
- Erinnere dich daran, dass das Leben unvollkommen ist und alle Menschen Leid erleben. „Schmerzhafte Erfahrungen gehören zum Leben und dürfen da sein.“

„Andere Menschen erleben Ähnliches. Ich bin nicht allein damit." Es geht hier nicht darum, dein eigenes Leid mit dem anderer zu vergleichen – sondern zu verstehen, dass dich diese Erfahrungen mit anderen verbinden. Du bist nicht allein.

- Leg deine Hand auf die Mitte des Brustkorbes oder dorthin, wo du dein Herz verorten würdest (das muss nicht anatomisch korrekt sein). Spür einen Moment die Wärme der Berührung und das Auf und Ab der Atmung. Dann versuch, in einem freundlichen, liebevollen Ton mit dir zu sprechen – vielleicht so, wie du mit einem lieben Freund sprechen würdest: „Möge ich freundlich zu mir sein, weil ich gerade leide." „Möge ich bereit sein, diese Empfindungen anzunehmen und mich ihnen mit Mitgefühl und Wohlwollen zuwenden." Vielleicht tauchen auch andere unterstützende, tröstliche Worte aus deinem Inneren auf.

- Dann stell dir abschließend die Frage: „Wenn ich es gut mit mir meine, wenn ich mir selbst ein guter Freund bin: Was würde ich jetzt tun?"

- Vielleicht magst du noch ein paar Momente genießen, dass du dir selbst Zuwendung schenkst. Wenn du soweit bist, dann schließe die Übung ab.

Andreas Knuf verweist in seinem Buch „Sei nicht so hart mit dir selbst" auf ein Akronym, das im achtsamen Umgang mit Gefühlen hilfreich sein und uns an die richtigen Maßnahmen erinnern kann: **WAS**. Es steht für **W**ahrnehmen, **A**nnehmen und **S**till damit sein.

Vielleicht hast du nun Lust, die Übungen nach und nach selbst auszuprobieren? Oder hat dich eine ganz besonders angesprochen? Wenn du eine Übung gefunden hast, die dir gut tut, dann bleib bitte eine Weile dabei und übe am besten täglich. Du wirst sehen, dass du schon sehr bald davon profitierst. Jetzt wünsche ich dir viel Freude und Leichtigkeit auf deiner Entdeckungsreise!

DANKE

Am Ende dieses Buches wollen wir dir Danke sagen.

Danke dafür, dass du uns bei diesem sensiblen Thema dein Vertrauen geschenkt hast.

Danke dafür, dass du bereit für neue Aspekte warst und dich vielleicht sogar von der ein oder anderen Anregung inspirieren lässt.

Danke dafür, wie tapfer du in deinem Leben unschöne Zeiten gemeistert und trotzdem nie aufgegeben hast.

Danke für deinen Mut, deine Lebensfreude, deinen Willen.

Das alles ist nicht selbstverständlich. Aus eigener Erfahrung wissen wir das nur allzu gut. Doch wir haben uns neue Wege und Perspektiven erschlossen – und sind nun überaus dankbar, dass wir unsere Erfahrungen auf diesem Weg weitergeben können.

Falls du dich in den letzten beiden Kapiteln gefragt hast: „Was haben all diese Tipps jetzt direkt mit dem Absetzen zu tun?", wollen wir dir antworten: „Sehr viel!"

Uns liegt am Herzen zu zeigen, dass das Absetzen ein Projekt ist, zu dem du unterstützend mehr beitragen kannst, als du bisher geahnt hast. Das Beste dabei: Du kannst von den gezielten Veränderungen dauerhaft und in vielen Lebenslagen profitieren. Dabei spielt es keine Rolle, ob du gerade noch Antidepressiva nimmst, die Dosis verringerst oder ganz absetzt. Du hast damit die große Gelegenheit, einen neuen, besseren Zugang zu deinem Körper, deinen Gedanken, deinen Gefühlen zu bekommen. Ist das nicht eine wunderbare Chance?

Selbstverständlich danken wir auch allen einzigartigen, kreativen und mutigen Menschen, die direkt oder indirekt an der

Entstehung dieses Buches beteiligt waren. Allen voran Julia für das wunderschöne Cover, Wolfgang für seine Geduld und das tolle Layout sowie Nicole für noch mehr Geduld, ihre liebevoll-sorgfältigen Nachfragen und hilfreichen Anmerkungen beim Lektorat. Nicht zu vergessen unsere Testleser Susan, Stefan und Luca: Vielen Dank für euer motivierendes Feedback und die guten Anregungen!

Ein riesiges Dankeschön geht auch an unsere Interviewpartner für herzliche und angenehme Gespräche, ihre offene Art und natürlich für ihre großartige Expertise, die das Buch mit ganz viel Fachwissen beleben. Als da wären: Monika, Jan, Iris & Team, Michael, Aruna, Nadja und Gabriele. Wir fühlen uns wirklich geehrt, wie aufgeschlossen ihr unserem Thema gegenübersteht und wie toll ihr uns unterstützt.

Und am Ende danken wir uns gegenseitig für den Mut, dieses Buch zu schreiben. Für uns beide ein weiterer, großer Schritt in einem spannenden Leben.

Über die Autoren

Melanie Müller

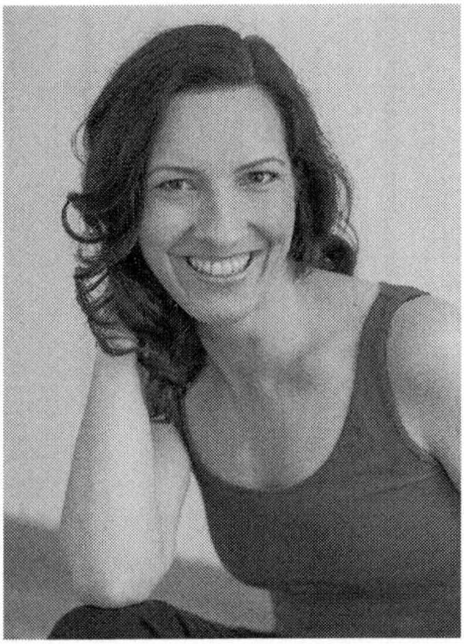

Die freie Journalistin sowie Yoga- und Achtsamkeitslehrerin ist nach rund 20 Jahren mit wiederkehrenden Depressionen, Panikattacken und einer ganzen Reihe von Antidepressiva heute medikamentenfrei. Inzwischen hat sie mit sich und ihren Ängsten Freundschaft geschlossen. Eine wichtige Rolle auf dem Weg dahin hat ihre Achtsamkeitspraxis gespielt – weshalb es ihr besonders am Herzen liegt, diese Erfahrungen und Werkzeuge weiterzugeben. Das tut sie regelmäßig in ihren Texten für verschiedene Magazine und Blogs sowie in Workshops in Deutschland und ihrer Heimat Österreich. Zuhause fühlt sie sich mittlerweile im Allgäu, wo sie nach 16 Umzügen angekommen und ihren geliebten Bergen ganz nahe ist.

Ihre Webseiten:

www.derachtsameweg.com

www.frischetexte.com

Mischa Miltenberger

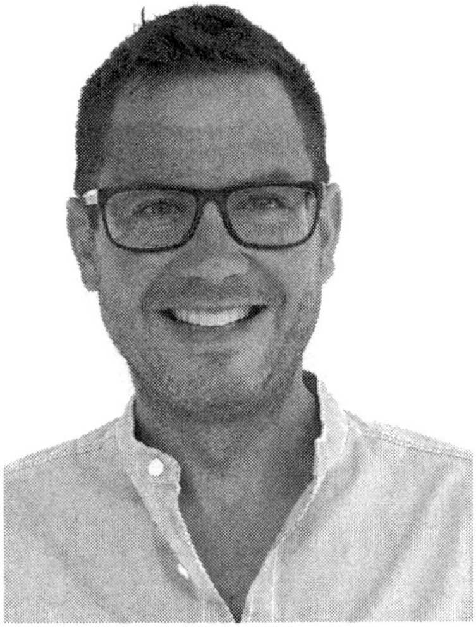

Der freie Journalist schreibt auf seinem Blog Adios Angst – Bonjour Leben darüber, wie er nach zwei Jahrzehnten mit Depression und Panikattacken einen neuen Weg eingeschlagen und sein Leben umgekrempelt hat. Seinen Lesern erzählt er von den vielen kleinen und großen Veränderungen, die er seit seinem fünfwöchigen Aufenthalt 2013 in der Panorama-Fachklinik Scheidegg, einer psychosomatischen Einrichtung, vorgenommen hat. Er gibt viele Tipps zur positiven Lebensführung und sieht sich als Mutmacher für andere Menschen. Inzwischen ist er medikamentenfrei, obwohl er zeitweise mehrere Antidepressiva und andere Medikamente gleichzeitig genommen hatte.

Wenn er nicht gerade mit seinem VW-Bus „Dr. D“ auf einem Roadtrip unterwegs ist, lebt er mit seiner Frau in Kempten im Allgäu.

Mischa Miltenberger ist Co-Autor des Buches von Tim Chimoy (2015): „I love Mondays – Arbeit, die du liebst und Freiheit, die du lebst.“

Literaturhinweise, Empfehlungen, Ressourcen

Depression/Antidepressiva

Empfehlenswerte Bücher

- Matt Haig: Ziemlich gute Gründe, am Leben zu bleiben
- Sally Brampton: Das Monster, die Hoffnung und ich
- David Burns: Feeling good - Depressionen überwinden, Selbstachtung gewinnen: Sich wieder wohlfühlen
- Josef Giger-Bütler: »Endlich frei«: Schritte aus der Depression
- David Servan-Schreiber: Die Neue Medizin der Emotionen: Stress, Angst, Depression – Gesund werden ohne Medikamente
- Philip Martin: Der Zen-Weg aus der Depression
- Joseph Glenmullen M.D.: The Antidepressant Solution: A Step-by-Step Guide to Safely Overcoming Antidepressant Withdrawal, Dependence, and „Addiction" (EN)
- Peter & Sabine Ansari: Unglück auf Rezept – Die Antidepressiva-Lüge und ihre Folgen
- Peter Lehmann: Psychopharmaka absetzen: Erfolgreiches Absetzen von Neuroleptika, Antidepressiva, Phasenprophylaktika, Ritalin und Tranquilizern
- Lena Kornyeyeva: Die sedierte Gesellschaft

Links

- Doku über Psychopharmaka mit vielen Betroffenen:

  http://nichtallesschlucken.de/film/

  https://www.youtube.com/watch?v=hUAEH81rAUo (Ausschnitt aus dem Film)

- Ein kritischer Beitrag zum Thema Antidepressiva, der v.a. die Serotonin-These näher betrachtet aus der ZEIT:

  http://www.zeit.de/zeit-magazin/2016/25/depressionen-psychotherapie-antidepressiva-serotonin-medikamente

- Ein aktueller Artikel des Deutschlandradio zum Thema Antidepressiva:

  http://www.deutschlandradiokultur.de/antidepressiva-und-ihre-wirksamkeit-tabletten-gegen-die.976.de.html?dram%3Aarticle_id=367696

- Die berühmte Kirsch-Studie, die die Wirksamkeit von Antidepressiva in ein neues Licht rückt:

  https://psychiatrietogo.de/2013/08/07 kirsch-studie-wirksamkeit-der-antidepressiva/

- Warum besonders Menschen mit Depressionen ihr Social Media-Verhalten im Auge behalten sollten – ein weiterer Artikel aus der ZEIT:

  http://www.zeit.de/entdecken/2015-12/social-media-depression-facebook-twitter/komplettansicht

Selbsthilfegruppen und Online-Foren

- http://www.depressionsliga.de/unser-angebot/selbsthilfe-bei-depressionen/selbsthilfegruppen/gruppe-suchen.html
- http://www.ea-selbsthilfe.net/ (Zwölf-Schritte-Konzept)
- http://www.buendnis-depression.de/depression/regionale-angebote.php
- http://www.forum-depressionen.de/
- http://www.diskussionsforum-depression.de/
- https://www.depri.ch

- http://www.fideo.de/ (Speziell für Kinder und Jugendliche)
- http://adfd.org

Das richtige Umfeld

Empfehlenswerte Bücher

- Joachim Bauer: Prinzip Menschlichkeit – Warum wir von Natur aus kooperieren
- Brené Brown: Verletzlichkeit macht stark – Wie wir unsere Schutzmechanismen aufgeben und innerlich reich werden
- Rolf Sellin: Bis hierher und nicht weiter: Wie Sie sich zentrieren, Grenzen setzen und gut für sich sorgen
- Heinz-Peter Röhr: Wege aus der Abhängigkeit: Destruktive Beziehungen überwinden
- Susan Forward: Emotionale Erpressung – Wenn andere mit Gefühlen drohen
- Josef Giger-Bütler: Sie haben es doch gut gemeint – Depression und Familie

Links

- Selbsthilfegruppen, die nach dem 12-Schritte-Programm arbeiten:

  http://www.ea-selbsthilfe.net
- Weitere Selbsthilfegruppen finden:

  http://www.depressionsliga.de/unser-angebot/selbsthilfe-bei-depressionen/selbsthilfegruppen/gruppe-suchen.html

  http://www.buendnis-depression.de/depression/regionale-angebote.php

- Brené Browns TED-Talk über die Macht der Verletzlichkeit:

  https://www.ted.com/talks/brene_brown_on_vulnerability?language=de
- Sammlung von TED-Talks zum Thema Verbundenheit mit anderen:

  https://www.ted.com/playlists/367/when_you_re_having_a_hard_time
- Lissa Rankin im TED-Talk über die gesundheitlichen Auswirkungen von Einsamkeit & was wir dagegen tun können (EN):

  https://www.youtube.com/watch?v=s2hLhWSlOl0

Achtsamkeit

Empfehlenswerte Bücher

- Williams/Teasdale/Segal/Kabat-Zinn: Der achtsame Weg durch die Depression (inkl. 2 Audio-CDs)
- Teasdale/Williams/Segal: Das MBCT-Arbeitsbuch – Ein 8-Wochen-Programm zur Selbstbefreiung von Depressionen und emotionalem Stress (inkl. MP3-CD)
- Petra Meibert & Johannes Michalak: Der Weg aus dem Grübelkarussell – Achtsamkeitstraining bei Depression, Ängsten und negativen Selbstgesprächen
- Anne Katrin Külz: Die Kraft liegt im Augenblick – Mit Achtsamkeit Depressionen lindern
- Strohsal/Robinson: In diesem Moment – Stress überwinden und achtsam werden
- Rick Hanson: Denken wie ein Buddha

- Tara Brach: Mit dem Herzen eines Buddha: Heilende Wege zu Selbstakzeptanz und Lebensfreude
- Pema Chödrön: Wenn alles zusammenbricht – Hilfestellung für schwierige Zeiten
- Serge Marquis: Ich muss nicht alles glauben, was ich denke

Links

- TED-Talk von Zindel Segal über Achtsamkeit & Depression (EN):

  https://www.youtube.com/watch?v=1A4w3W94ygA
- Ein Artikel über den richtigen Einsatz von Achtsamkeit bei verschiedenen psychischen Erkrankungen von M. Huppertz:

  http://www.ursachewirkung.at/achtsamkeit/1827-achtsamkeit-k-ein-allheilmittel
- Ein Artikel in der ZEIT über die Studienlage zu Achtsamkeitsbasierter kognitiver Therapie (MBCT):

  http://www.zeit.de/wissen/gesundheit/2015-04/depression-antidepressiva-therapie
- Body Scan mit Jon Kabat-Zinn (EN):

  https://www.youtube.com/watch?v=D8oKWQiEWYs
- Online-Kurs „Achtsamkeit im Alltag leben“ für Anfänger auf YogaMeHome (in voller Länge kostenpflichtig):

  https://www.yogamehome.org/videos/achtsamkeit-tag-1-einfuehrung-567

Selbstmitgefühl

Empfehlenswerte Bücher

- Kristin Neff: Selbstmitgefühl – Wie wir uns mit unseren Schwächen versöhnen und uns selbst der beste Freund werden
- Kristin Neff: Selbstmitgefühl – Schritt für Schritt (CDs mit geführten Übungen)
- Andreas Knuf: Sei nicht so hart zu dir selbst – Selbstmitgefühl in guten und miesen Zeiten
- Christopher Germer: Der achtsame Weg zum Selbstmitgefühl
- Dennis Tirch: Selbstmitgefühl als Weg durch Angst und Panik: Ein praktischer Ratgeber auf Basis der Compassion Focused Therapy
- Sharon Salzberg: Metta-Meditation – Buddhas revolutionärer Weg zum Glück
- Christine Brähler: Selbstmitgefühl entwickeln – Liebevoller werden mit sich selbst (ein kleines Büchlein für alle, die wenig Geld ausgeben wollen oder eine „Kostprobe“ suchen)

Links

- Interessante Infos & kostenlose Meditationen zum Herunterladen: http://www.selbstmitgefühl.de/
- TED-Talk von Kristin Neff, der bekanntesten Expertin zum Thema (EN):

  https://www.youtube.com/watch?v=IvtZBUSplr4
- Ein Vortrag der buddhistischen Lehrerin Tara Brach, in dem sie auch das Akronym RAIN erläutert, das in schwierigen Momenten hilfreich sein kann (EN):

https://www.tarabrach.com/the-rain-of-self-compassion/

- Zitat von Bernhard von Clairvaux über die „Schale der Liebe“:

  http://stiftung-rosenkreuz.org/text/bernhard-von-clairvaux/

Naturheilkunde

Empfehlenswerte Bücher

- Aruna M. Siewert: Natürliche Psychopharmaka – Ganzheitliche Medizin für die Seele
- Adelheid Lingg: Das Heilpflanzenjahr – Selbst heilen mit der Kraft der Pflanzen
- Siegrid Hirsch/Felix Grünberger: Die Kräuter in meinem Garten
- Markus Wiesenauer/Annette Kerckhoff: Homöopathie für die Seele
- Susanne Fischer-Rizzi: Himmlische Düfte – das große Buch der Aromatherapie
- Eliane Zimmermann: Aromatherapie für Sie

Links

- „Naturheilkonzepte zur Behandlung depressiver Verstimmungszustände“ von Margret Madejsky:

  http://www.natura-naturans.de/artikel/pdf/sonnendoping_fuer_die_seele.pdf
- Zusammenfassung einer Studie, die den Einsatz von Griechischem Bergtee bei Depressionen (und ADHS) untersucht hat :

  http://ibam.de/pics/Poster-Wolnzach-2009.pdf

Ernährung

Empfehlenswerte Bücher

- Kerstin Rosenberg/Kalyani Nagersheth: Ayurveda mit heimischen Pflanzen
- Nancy Liebler/Sandra Moss: Healing Depression the Mind-Body Way – Creating Happiness with Meditation, Yoga and Ayurveda (EN)
- Vasant Lad: Selbstheilung mit Ayurveda: Das Standardwerk der indischen Heilkunde
- Julia Ross: Was die Seele essen will – The Mood Cure
- Dr. Andrea Flemmer: Mood-Food – Glücksnahrung: Wie man durch Essen glücklich wird

Links

- Gabriele Karpf, Praxis für Ayurveda & Psychotherapie (München):

  http://gabrielekarpf.de/
- Kostenloses Webinar zum Thema „Ernährung und Psyche" von Nadja Polzin:

  http://blog.foodlinx.de/kostenfreie-webinare-ernaehrung/
- Ein Artikel in der ZEIT über den Zusammenhang von Ernährung und Psyche:

  http://www.zeit.de/zeit-wissen/2010/05/Iss-dich-gluecklich
- Beitrag des SWR über „Mood Food", eine Studie über den Zusammenhang von Ernährung und Depression an der Universität Leipzig:

  http://www.swr.de/odysso/mood-food-nahrung-fuer-die-psyche/-/id=1046894/did=17349800/

nid=1046894/119fm7n/index.html

- Spektrum Kompakt – Schwerpunkt „Ernährung & Psyche“:

  http://www.spektrum.de/pdf/spektrum-kompakt-ernaehrung-und-psyche/1343133

Angst

Empfehlenswerte Bücher

- Margaret Wehrenberg: Die 10 besten Strategien gegen Angst und Panik: Wie das Gehirn uns Stress macht und was wir dagegen tun können.
- Lissa Rankin: Mut zur Angst
- Dr. Claudia Croos-Müller: Nur Mut! Das kleine Überlebensbuch: Soforthilfe bei Herzklopfen, Angst, Panik & Co.
- Regina Weiser: Mit Yoga Lebensängste bewältigen
- Waltraud Gauglitz: Mein Weg aus der Angst
- Waltraud Gauglitz: Angst ist die andere Seite von Liebe: Einfach loslassen

Links

- TED-Talk „Fighting Anxiety & Fear“ von Angela Ceberano:

  https://www.youtube.com/watch?v=-FyVetL1MEw

Sport als Antidepressivum

Empfehlenswerte Bücher

- Stephen S. Ilardi: Depression ist heilbar – Das Sechs-Schritte-Programm ohne Medikamente

- David Servan-Schreiber: Die Neue Medizin der Emotionen: Stress, Angst, Depression – Gesund werden ohne Medikamente

Links

- Sport gegen Depressionen – einige Studienergebnisse:

  https://www.youtube.com/watch?v=jeSCHxzy0Uo

- Interessanter Beitrag auf focus.de:

  http://www.focus.de/gesundheit/ratgeber/depression/news/psychologie-sport-vertreibt-selbst-schwere-depressionen_aid_658823.html

- Laufen gegen Depressionen – Regionale Angebote & Treffs:

  http://www.buendnis-depression.de/depression/laufen-gegen-depression-gruppenangebote.php

- Artikel aus der ÄrzteZeitung: Sport wirkt wie ein Antidepressivum:

  http://www.aerztezeitung.de/medizin/krankheiten/neuro-psychiatrische_krankheiten/depressionen/article/850155/depressionen-sport-hilft-antidepressivum.html

- So verändert Wandern in der Natur dein Gehirn:

  http://mymonk.de/wandern/

Printed in Poland
by Amazon Fulfillment
Poland Sp. z o.o., Wrocław

67343015R00081